ESSAI CLINIQUE

SUR L'ACTION DES EAUX THERMALES SULFUREUSES

DE BAGNÈRES-DE-LUCHON,

DANS LE TRAITEMENT DES ACCIDENTS CONSÉCUTIFS

DE LA SYPHILIS.

MÉMOIRE PRÉSENTÉ A L'ACADÉMIE IMPÉRIALE DE MÉDECINE LE 31 MAI 1853
ET DONT LE RAPPORT A ÉTÉ FAIT LE 4 OCTOBRE SUIVANT.

PRÉCÉDÉ

D'une Notice sur Bagnères-de-Luchon, le nombre de ses Sources Thermales Sulfureuses,
leur composition chimique, leur aménagement et la description (avec
les Plans) du nouvel Etablissement Thermal.

Par le Dr MARC PÉGOT,

(DE SAINT-MARTORY),

Médecin aux Eaux de Bagnères-de-Luchon, Professeur suppléant à l'Ecole
de Médecine, Médecin adjoint à l'Hôtel-Dieu de Toulouse, ancien
Interne des Hôpitaux de Paris, Membre de l'Ecole Pratique,
de la Société Anatomique, Membre correspon-
dant de la Société d'Hydrologie Médicale
de Paris, etc., etc., etc.

Ars medica tota in observationibus.
Fréd. HOFFMANN.

De visu dico.

TOULOUSE,

GIMET, LIBRAIRE, RUE DES BALANCES, 66.

PARIS,	**NEW-YORK,**
J.-B. BAILLIÈRE, LIBRAIRE,	H BAILLIÈRE, 290, Broadway.
Rue Hautefeuille, 19.	**MADRID,**
LONDRES,	C. BAILLY-BAILLIÈRE, Calle del
H. BAILLIÈRE, 219, Regent-Street.	Principe, 11.

1854.

ESSAI CLINIQUE

SUR L'ACTION DES EAUX THERMALES SULFUREUSES

DE BAGNÈRES-DE-LUCHON,

DANS LE TRAITEMENT DES ACCIDENTS CONSÉCUTIFS

DE LA SYPHILIS.

TOULOUSE,

IMPRIMERIE Gibrac **OUVRIERS RÉUNIS**,
Rue Saint-Pantaléon, n° 3

ESSAI CLINIQUE

SUR L'ACTION DES EAUX THERMALES SULFUREUSES

DE BAGNÈRES-DE-LUCHON,

DANS LE TRAITEMENT DES ACCIDENTS CONSÉCUTIFS

DE LA SYPHILIS.

MÉMOIRE PRÉSENTE A L'ACADEMIE IMPERIALE DE MÉDECINE LE 31 MAI 1853
ET DONT LE RAPPORT A ÉTE FAIT LE 4 OCTOBRE SUIVANT.

PRÉCÉDÉ

D'une Notice sur Bagnères-de-Luchon, le nombre de ses Sources Thermales
Sulfureuses, leur composition chimique, leur aménagement et la description (avec les Plans) du nouvel Etablissement Thermal.

Par le Dr MARC PÉGOT,

(De Saint-Martory),

Médecin aux Eaux de Bagnères-de-Luchon, Professeur suppléant à l'Ecole de Médecine,
Medecin adjoint à l'Hôtel-Dieu de Toulouse, ancien interne des Hôpitaux de Paris,
Membre de l'Ecole Pratique, de la Société Anatomique, Membre correspondant de
la Société d'Hydrologie Médicale de Paris, etc, etc

Ars medica tota in observationibus
Fréd. HOFFMANN.

De visu dico.

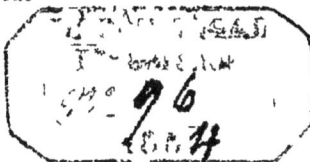

———o-⊰⊱o———

PARIS,   ‖   TOULOUSE,
J.-B. BAILLIERE,   ‖
LIB DE L'ACADEMIE IMPER. DE MED., ‖   GIMET, LIBRAIRE,
Rue Hautefeuille, 19   ‖   Rue des Balances, 66.

1854.

A LA MÉMOIRE

DE

Théophile **BORDEU**,

Créateur de l'Hydrologie Médicale Clinique des Eaux Thermales
Sulfureuses des Pyrénées.

Son humble continuateur,

Marc PÉGOT.

Avril 1854.

AVANT-PROPOS.

Au moment où les nouveaux et magnifiques Thermes de Bagnères-de-Luchon vont être entièrement terminés, j'espérais contribuer à en fêter dignement l'inauguration, en publiant un Traité Clinique général sur l'action des eaux thermales sulfureuses, si nombreuses et si variées de cette localité ; mais, des considérations majeures m'obligent d'en ajourner la publication. Entr'autres motifs, il y a lieu de faire de nouvelles expériences physiologiques et cliniques, et de vérifier celles déjà faites. En outre, la découverte récente des nouvelles sources, la distribution modifiée des anciennes, leur aménagement mieux entendu, et surtout l'arsenal (1) des nombreux et variés moyens thérapeutiques que nous allons posséder (grâce à la haute intelligence de M. l'ingénieur François); ces motifs, dis-je, pourront modifier telle ou telle idée déjà arrêtée. Enfin, si, à cela, nous ajoutons que les faits nouveaux qui seront recueillis avec soin, donneront plus de force à nos déductions, il est permis d'espérer que cet ajournément nous sera profitable.

En attendant, je livre aujourd'hui à la publi-

(1) Dans le nouvel établissement Thermal se trouveront réunies toutes les ressources balnéaires possibles

cité le Mémoire présenté l'an dernier à l'Académie
Impériale de Médecine et dont le rapporteur,
M. Gibert, a lu le rapport dans la séance du
4 octobre 1853.

Les conclusions bienveillantes de ce Rapport
et l'encouragement flatteur qui m'a été adressé
au nom de l'Académie, m'ont décidé à publier
ce Mémoire, que je détache, en quelque sorte,
du Traité Clinique général, dont il sera un des
fragments le plus important.

Afin de dédommager le lecteur, je vais faire
précéder mon travail spécial, d'une Notice suc-
cincte sur Bagnères-de-Luchon, sur le nombre de
ses sources thermales, leur composition chimique, leur aménagement et la description du
nouvel établissement thermal. Mais, pour cela,
j'emprunte amplement, pour ne pas dire textuellement, à l'ouvrage récent de mon honorable
ami, M. Filhol (1). On ne peut puiser à meil-
leure source.

Je prie MM. Filhol, François et Chambert, de
recevoir ici l'expression de ma vive et profonde
reconnaissance pour les marques non équivoques
de leur estime et de leur amitié à mon égard.

Je prie également M. Ch. Tron, maire, de recevoir l'expression de ma haute estime et de la
reconnaissance publique qui lui est due, pour
les secours et la bienveillance dont il entoure les
malheureux de tous les pays, qui viennent réclamer les bienfaits des eaux de Bagnères-de-
Luchon.

---

(1) *Recherches sur les Eaux des Pyrénées*, 1855.

BAGNÈRES-DE-LUCHON.

De toutes les stations thermales des Pyrénées,
il n'en est pas de plus importante que celle dont
nous allons nous occuper. Ici, en effet, on rencontre les sources les plus sulfureuses de toute
la chaîne ; on y trouve, en outre, des sources
moins riches en principes actifs, et qu'on peut
classer parmi les eaux de force moyenne, et des
sources faiblement minéralisées ; on y rencontre
enfin des eaux qui ont la propriété de subir une
décomposition telle qu'une partie du soufre
qu'elles renfermaient primitivement à l'état de
sulfure de sodium, devenant libre, se trouve
suspendue dans l'eau minérale et lui donne l'aspect d'une émulsion. Les bains d'eau blanche,
qui ont l'apparence de bains de lait, sont fort
recherchés par les malades.

Parmi les sources de Bagnères-de-Luchon, il
en est dont la température est assez élevée pour
qu'on puisse, à leur aide, utiliser le calorique
sous toutes les formes et à tous les degrés aux-

1

quels on a recours dans les établissements d'hy-
drothérapie ; les unes , très chaudes et fortement
minéralisées , se prêtent au traitement des maladies qui exigent l'emploi de beaucoup de chaleur
et de beaucoup de soufre (sources Bayen ,
Pré n⁰ 1); d'autres, très chaudes, mais beaucoup
moins sulfureuses , conviennent pour le traitement des affections qui exigent· l'emploi de
beaucoup de chaleur et d'une proportion moindre
de soufre (Grote supérieure.); d'autres joignent·à
l'avantage d'être très riches en principes sulfureux , celui d'avoir une température peu élevée
et de permettre de donner aux malades peu de
chaleur et beaucoup de soufre (Bordeu n⁰ 1 ,
Sengez n°1). On trouve enfin, dans cette localité
privilégiée, des sources à basse température et
peu minéralisées. Le passage des sources chaudes
aux sources froides , des sources fortes aux
sources faibles , a lieu par une série de nuances
ou de dégradations successives qui multiplie les
ressources que les médecins peuvent utiliser.

Ajoutons à cela que , grâces à la haute intelligence de l'administration municipale de Bagnères-de-Luchon , grâces aux efforts personnels de
M. Tron, maire de cette ville , les ressources les
plus variées se trouveront réunies dans le ma-
gnifique établissement dont la construction a été

confiée à M. Chambert, l'un des plus habiles ar-
chitectes du Midi; et dans lequel les sources ont
été conduites et aménagées avec une rare perfec-
tion par M. François (1).

A ces nombreux avantages, Bagnères-de-Luchon
joint celui d'être placé dans l'une des plus grâ-
cieuses vallées de toute la chaîne.

Les malades qui ne peuvent pas, sans incon-
vénient, gravir des pentes un peu rapides, et
qui ont cependant besoin de faire beaucoup
d'exercice, peuvent parcourir le bassin dans lequel est bâtie la petite ville de Bagnères, et y
faire de longues promenades sur un sol si peu
accidenté, que l'on peut dire de ce bassin qu'il
constitue une petite plaine située au milieu des
montagnes.

Ceux qui ne craignent ni la fatigue ni les émo-
tions vives, trouveront sur les sommets des monts
voisins les points de vue les plus ravissants. Je
ne ferai que citer, parmi les localités que visitent
habituellement les étrangers, le port de Vénas-
que, d'où l'on aperçoit dans son entier la Mala-

(1) M. Soulerat, ancien maire, a des droits à la reconnaissance publique, pour le zèle intelligent qu'il a déployé
pendant son administration, afin de mener à bonne fin
l'exécution du projet du nouvel établissement.

detta et ses immenses glaciers que les plus hardis,
j'allais dire les plus téméraires se hasardent quelquefois à traverser pour gravir jusqu'au sommet
du pic Néthou (le plus élevé de là chaîne); le
pic de Céciré, d'où l'on jouit à la fois de la vue
de la plaine et de celle d'un nombre considérable
de vallées, dont les plus gracieuses sont celles
d'Oueil et de Larboust; l'Entécade, d'où l'on aperçoit, dans presque toute son étendue, la vallée
d'Aran; le pic de Bocanère et le Monné, qui, se
trouvant placés en quelque sorte sur le premier
plan des Pyrénées, permettent d'avoir une vue
d'ensemble des principales montagnes qui constituent cette chaîne. Je citerai encore, comme de
charmantes promenades, celles de la vallée du
Lys, du lac d'Oo, de la vallée d'Aran, etc. (1).

Les eaux de Bagnères-de-Luchon, si variées
par elles-mêmes, emprunteront une valeur nouvelle aux ressources balnéaires qui se trouvent
rassemblées dans cette belle localité (2).

(1) M. Lézat, de Toulouse, habile et intrépide géomètre-
ingénieur, a exécuté un plan en relief de toutes les vallées et
montagnes de Bagnères-de-Luchon.
Ce travail colossal, d'une exactitude mathématique, fait
l'admiration des artistes et des savants.
(2) Grâces au progrès qui s'est opéré depuis peu d'années,
progrès qui, nous l'espérons, ne se ralentira pas, les bai-

On en jugera par la description suivante, que j'emprunte à MM. Chambert et François (1).

Considérés dans leur ensemble, les thermes de Luchon comprennent : 1º des galeries souterraines creusées dans la montagne, dont quelques-unes sont taillées dans le granit lui-même. Ces galeries ont servi à poursuivre presque toutes les sources supérieures jusqu'à leur sortie de la roche en place où elles ont été captées avec le plus grand soin ; elles présentent un développement d'environ 890 mètres courants, les sources supérieures s'y trouvant disposées dans l'ordre suivant en allant du nord au sud : Richard tempérée, Richard supérieure, Azémar, Reine Bayen, Grotte supérieure, Blanche, Enceinte, Ferras ancienne, Ferras nouvelle, Lachapelle, Bosquet, Sengez, Bordeu, Pré. Ces galeries ont, dans presque toute leur étendue, une hauteur suffisante pour

gneurs trouvent aujourd'hui à Bagnères-de-Luchon du confortable dans les logements et dans la nourriture. Les hôtels du Parc, de Bonnemaison, de Londres, etc., ne le cèdent en rien aux meilleurs hôtels des autres établissements thermaux.

En outre, si, comme il est permis de l'espérer, un casino est créé prochainement à Luchon, cette localité thermale sera sans rivale, sous tous les rapports.

(1) Voir à la fin de l'ouvrage le plan de l'établissement.

qu'on puisse y promener debout. Elles ont été
appropriées, dans une étendue d'environ 210
mètres, pour salles d'inhalation et étuves sèches.
A l'entrée de la galerie de la Reine, se trouve une
salle de forme semi-circulaire ; au milieu de laquelle est disposé un tambour muni d'ouvertures
qui peuvent être fermées, soit partiellement,
soit en totalité, à l'aide d'un registre mobile qui
permet de répandre dans cette salle une quantité
variable de vapeur sulfureuse. La température
de l'air s'y élève jusqu'à 46° centigrades quand
la vapeur d'eau minérale s'y répand librement.
Une petite galerie latérale sert de vestiaire et
peut au besoin être utilisée comme salle de repos. La galerie de l'Enceinte pourrait d'ailleurs
fournir au besoin une salle de repos d'autant plus
convenable que sa température étant moins élevée que celle de la salle d'étuve, les malades
éprouveraient, en sortant des galeries, une tran-
sition moins brusque et par conséquent moins
dangereuse que s'ils fussent sortis directement.

2° Quatorze buvettes, situées entre les galeries
souterraines et leurs réservoirs, sur un plein-
pied de 500 mètres de développement qui peut
servir de promenade aux buveurs.

Ces buvettes sont entretenues par les sources
suivantes : Richard supérieure, Richard tempé-

rée, Reine, Grotte supérieure, Blanche, Enceinte, Ferras ancienne, Ferras nouvelle, Etigny n° 1, Sengez n° 1, Bordeu n° 1, Pré n° 1, Pré n° 2, Source ferrugineuse.

L'eau de certaines buvettes (Pré n° 1) est refroidie par serpentinage, et peut être bue sans mélange d'eau froide.

3° Dix-neuf réservoirs, dont quelques-uns (celui de la Reine pour bains) communiqueront avec des gazomètres à air désoxygéné; ce qui permettra de conserver l'eau dans ses réservoirs aussi-bien que si elle était enfermée dans des bouteilles pleines et parfaitement bouchées.

Le bâtiment thermal comprend :

1° Une vaste salle de pas-perdus communiquant par deux belles galeries transversales avec toutes les parties des thermes ; elle se termine par un grand escalier central qui conduit aux salles d'inhalation, aux buvettes supérieures, aux réservoirs et aux étuves souterraines.

2° Sept salles de bains qui constituent autant de pavillons isolés. Parmi ces salles, les unes ont leur voûte très-élevée, ce qui amoindrit considérablement l'altération de l'air par les vapeurs sulfureuses; les autres ont des voûtes plus basses et en quelque sorte déprimées, ce qui favorise l'élévation de température et l'action de l'acide sulfhydrique sur les malades.

Dans les salles à voûte élevée, il en est qui contiennent des cabinets de bains dépourvus de voûtes et recouverts par de simples tentures en coutil ; d'autres ont des voûtes partielles ; d'autres, enfin, des voûtes complètes.

Dans les salles à voûte déprimée se trouvent des cabinets de bains à voûte surbaissée, fort analogues à ceux de Baréges.

Les eaux sont divisées dans ces salles, de telle sorte que chacune d'elles puisse, suivant que l'exigent la saison, l'état du ciel ou les indications médicales, être prise avec ou sans buée de vapeur, et dans une atmosphère dont la richesse en principes sulfureux est réglée, pour ainsi dire, à volonté.

Les salles et les cabinets sont pourvus de moyens d'aérage disposés de telle manière, qu'il n'est pas possible que les baigneurs éprouvent des variations de température trop brusques (1).

Les salles nos 1 et 2 reçoivent, d'une part, les

(1) Il résulte de la disposition des salles et des cabinets de bains, que les malades trouveront, en entrant dans l'établissement, un air dont la température et la richesse en principes sulfureux iront croissant jusque dans le cabinet des bains. Ce sera l'inverse à la sortie. Cette disposition, conforme aux données de la science, fait honneur à l'architecte.

sources du Pré, de Bordeu et du Bosquet ; d'au_
tre part, celles de Ferras et d'Etigny. La salle
n° 1 a des cabinets à voûtes pleines et à voûtes
partielles ; ceux de la salle n° 2 sont recouverts
par des tentures en coutil.

Au centre, et symétriquement par rapport à
l'axe des thermes, sont groupées les salles nos 3,
4, 5 et 6, desservies par les sources de la Reine,
la Grotte inférieure, la Blanche et Azémar. Chacune de ces salles a un caractère particulier et
une destination spéciale ; ainsi la salle n° 3 est à
voûte déprimée et à cabinets voûtés, tous pourvus de douches diverses de force moyenne alimentées par la Reine. La salle n° 4 est à voûte
élevée avec des cabinets à voûte entière ou partielle. Les salles nos 5 et 6 sont alimentées par
les sources de la Reine, de la Grotte inférieure
et de la Blanche ; mais les deux premières y seront facultativement refroidies par serpentinage.
La salle n° 5 est à voûte déprimée, et les cabinets y sont à voûte pleine, les appareils à douches y sont entretenus par la source Azémar et
la Froide. La salle n° 6 est à voûte élevée, et
les cabinets y sont recouverts par une sim-
ple tenture en coutil. La salle n° 7 reçoit les
eaux de Richard supérieure et de Richard inférieure n° 2.

Enfin, une salle spéciale, alimentée par l'eau des sources Richard, sera disposée pour les dames et alimentée par les mêmes eaux que la précédente ; elle recevra, en outre, la source Richard inférieure no 1. Une salle particulière est destinée aux indigents. Les baignoires, au nombre de cent-une, sont en marbre ; toutes sont munies de douches locales mobiles, et de douches d'injection ; 23 sont pourvues de douches ordinaires diverses.

Toutes ces baignoires reçoivent l'eau, à leur partie inférieure et latérale, par une bague filetée, qui permet d'y adapter facultativement des appareils à douches locales mobiles, comprenant toutes les douches locales diverses et les douches d'injection de toute sorte.

3o Cinq grandes douches (douche jumelle, douche écossaise, et douche de pression);

4o Trois piscines, de quinze places, chacune ; l'une d'elles est destinée au service des indigents ;

5o Trois douches ascendantes fixes, facultativement sulfureuses ou émollientes ;

6o Une douche locale fixe ou de lotion ;

7o Des étuves, bains et douches de vapeurs totaux ou partiels, deux bains russes, avec cabinets de repos, alimentés à volonté par des vapeurs sulfureuses ou par des vapeurs salines fournies par deux générateurs ;

8° Une piscine gymnastique et natatoire ;

9° Sept buvettes inférieures , groupées le long du corridor des douches.

Les eaux sont dirigées du point d'émergence aux réservoirs dans des tuyaux en porcelaine, pour les sources les plus rapprochées , et dans des caniveaux hermétiques en bois injecté, pour les plus éloignées. Depuis les réservoirs, jusqu'aux lieux d'emploi, les eaux sont conduites dans des tuyaux en bois injecté. Ces tuyaux ont l'avantage de conserver mieux que ceux de plomb la température du liquide minéral.

Toutes les baignoires admettant l'eau par la partie inférieure, on évite l'introduction d'une quantité notable d'air dans le bain , et on empêche la destruction rapide du sulfure.

Les grandes douches et les bains chauds avec douches fortes sont alimentés par les sources de la Grotte supérieure, de Bayen , de la Reine et d'Azémar.

La douche locale fixe reçoit les eaux d'Etigny.

Les douches ascendantes sont entretenues par les eaux d'Etigny , de Ferras, et de Richard tempérées; elles peuvent aussi être alimentées par des mélanges mucilagineux et émollients.

Les étuves souterraines sont échauffées par la portion des eaux de la Reine et de Bayen , destinées aux douches. Les étuves inférieures reçoivent au passage les trop-pleins des buvettes et sources inférieures , ainsi que ceux des réservoirs chauds, qui, de là, se rendent aux réservoirs des piscines. Elles seront d'ailleurs munies d'appareils qui permettront d'y développer à volonté des vapeurs sulfureuses.

La piscine de natation sera alimentée, à l'avant et l'arrière de la saison, par les eaux des sources de Richard, de la Reine et de la Froide. Pendant la saison, elle recevra la Froide qui , comme on le sait, est une eau saline que l'on entretiendra à une température convenable par des jets de vapeur fournis par un générateur placé sous le grand escalier de la salle des Pas-Perdus.

Telles sont, en abrégé, les ressources balnéaires dont on peut disposer à Bagnères-de-Luchon. Passons maintenant à l'examen des propriétés physiques et chimiques des eaux de cette localité.

Les sources minérales que possède la commune de Bagnères-de-Luchon sont fort nombreuses (1); on peut les diviser comme il suit :

1° Eaux sulfureuses ;

2° Eaux salines (sulfureuses dégénérées);

(1) Voir le Tableau n° 1

3º Eaux ferrugineuses.

Les sources sulfureuses sont actuellement au nombre de 38, dont 22 ont été découvertes par M. François, depuis 1848. Ces 38 sources constituent la série d'eaux sulfureuses la plus belle et la plus complète qui soit connue ; la richesse de certaines sources est telle qu'aucune autre localité des Pyrénées ne peut être comparée, sous ce rapport, à Bagnères-de-Luchon. Le débit de l'ensemble des sources s'élève à environ 416 mille litres en 24 heures à l'étiage, et à 472 mille litres lors des grandes infiltrations.

PROPRIÉTÉS PHYSIQUES ET CHIMIQUES DES EAUX DE BAGNÈRES-DE-LUCHON.

Ces eaux sont limpides, incolores, elles exhalent une odeur prononcée d'œufs couvés ; leur saveur est franchement hépatique, leur densité est un peu plus forte que celle de l'eau distillée. Ces eaux laissent dégager à leurs griffons une quantité assez notable d'azote ; on trouve dans les conduits de quelques-unes d'entre elles (Sengez, Bosquet) des dépôts abondants de glairine, tantôt colorée en noir par un peu de sulfure de fer, tantôt grisâtre et translucide ; dans d'autres, des filaments de sulfuraire d'une belle blancheur.

Quelques-unes de ces sources (Pré n° 1 , Bordeu n° 1 , Reine, Grotte supérieure, Richard supérieure), dégagent dans leurs conduits et dans leurs réservoirs une quantité assez notable d'acide sulfhydrique ; cet acide , étant décomposé par l'air dans certains points , produit de l'eau et des dépôts de soufre qu'on remarque sur la partie supérieure des conduits , ou sur les voûtes des réservoirs , dans des endroits que le niveau de l'eau sulfureuse n'atteint jamais. Les portions de roche , qui sont dans les galeries souterraines où coulent les sources, étant soumises à l'action simultanée de l'air , de l'acide sulfhydrique et de la vapeur d'eau à une température élevée, sont vivement attaquées par les vapeurs et se recouvrent d'efflorescences cristallines.

Les eaux de Bagnères-de-Luchon ramènent au bleu la teinture de tournesol rougie ; elles verdissent le sirop de violette, elles précipitent en noir la solution des sels de plomb , d'argent, etc.

L'alcalinité de ces eaux, d'après M. Filhol , paraît être due presque en entier au sulfure alcalin ; si, en effet , on les désulfure par le sulfate de plomb (qui n'a pas d'action sur le carbonate ou le silicate de soude), la liqueur , filtrée, ne ramène que très lentement au bleu le papier de tournesol rougi (1).

ANALYSE QUALITATIVE.

Il résulte des expériences ingénieuses et savantes de M. Filhol, que les éléments variés qui entrent dans la composition des eaux sulfureuses de Bagnères-de-Luchon, sont :

Des sulfures,

Des traces d'acide sulfhydrique,

Des sulfates,

Des traces de sulfites et d'hyposulfites,

Des chlorures,

Des traces d'iodures,

De l'acide silicique,

Des silicates solubles,

Des silicates insolubles,

Des carbonates,

Des phosphates,

Des sels solubles de chaux,

—   de magnésie,

Des sels insolubles de chaux,

—   de magnésie,

(1) Pour avoir l'ensemble des caractères physiques et chimiques, voir l'ouvrage de M. Filhol.

Des traces de fer,

— de manganèse,

— de cuivre,

— d'alumine,

— de potasse,

Une matière organique,

De l'oxygène,

De l'azote.

ANALYSE QUANTITATIVE.

D'après les recherches de M. Filhol, les proportions des divers éléments qui composent les eaux sulfureuses de Bagnères-de-Luchon, éprouvent de légères variations dans l'année : Voici, selon ce chimiste, la composition moyenne de ces eaux minérales prises à la source (1).

Relativement à la minéralisation des eaux sulfureuses, tous les chimistes admettent aujourd'hui, d'après les expériences péremptoires de M. Filhol, que le soufre s'y trouve à l'état de monosulfure de sodium, et non à celui d'un sulfhydrate de sulfure. C'est donc une affaire scien-

(1) Voir le Tableau n° 2.

TABLEAU indiquant les noms des sources sulfureuses de Bagnères-de-Luchon, leur température, leur degré sulfhydrométrique brut, leur volume, leur destination, les changements qu'elles éprouvent en allant de leur griffon vers les lieux d'emploi, leur alcalinité, et enfin la nature du sol au point d'émergence (d'après M. Filhol.)

NOMS DES SOURCES.	DATE de leur DECOUVERTE	Volume débité en 24 heur	NATURE DU SOL au point D'ÉMERGENCE	Température.	Quantité de sulfure de sodium dans un litre d'eau.	DESTINATION des SOURCES.	LIEUX D'OBSERVATION.	Distance des griffons aux lieux d'observation.	Perte apparente sur 100 parties de sulfure.	Quantité des carbonates et silicates alcalins ou alcalino-terreux, représentée par son équivalent en carbonate de soude anhydre.	NOTES ET OBSERVATIONS.
		litres						mètres.		gr.	*Explication des abréviations.*
...ayen.	1889	5,200	Limite des atterrissements.	68,00	0,0773	D E P.	Au griffon.	»	»	0 0308	Buv. — Buvette.
...einc.	s. ancienne.	73,220	Schistes siliceux grenatifères modifiés.	57,60	0,0567	Buv. Ba D. E. P	Au regard dans les galeries.	12,50	»	0 0284	Ba. — Bains.
id.	id.	»	id	»	0,0491	id	Au sortir des galeries.	16,50	13,40	»	D. — Douches.
id.	id.	»	id	»	0,0481	id	A la buvette.	34,50	15,16	»	D. L. — Douches locales.
id.	id.	»	id	»	0,0486	id	Au robinet des baignoires.	»	22,10	»	D A). — Douches ascendantes.
...rotte supérieure	id.	12,425	Granit, pegmatite grenatifère.	58,44	0,0475	D. E. P.	Au regard.	11	»	0 0255	P. — Piscines.
...rotte inférieure	id	»	id	»	0,0460	id	A la buvette	23,30	3,16	»	E — Étuves.
id	id	»	id	52,20	0,0675	id	Au robinet des baignoires.	»	»	»	
...uémar.	1836	10,725	Atterrissements modifiés.	39,00	0,0592	Ba P.	Au bain après 5 h. d'exp. à l'air.	»	22,66	0 0815	Quand plusieurs sources portent le même
...richard supérieure	id	18,800	Schistes modifiés.	53,17	0,0497	Buv Ba D L.	Au regard	4,00	»	0 0379	nom, je désigne toujours la plus chaude
...richard inf nos 4 et 5 (R. anc.)	id	17,420	id	50,04	0,0475	id	id	2,20	»	0 0417	par le nº 1; et la moins chaude par le
	s ancienne.	10,002	Atterrissements modifiés.	46,40	0,0460	Buv. Ba.	A la buvette	35,20	3,15	0 0350	chiffre le plus élevé.
...richard tempérée nº 1	id	»	id	»	0,0546	id	Au robinet des baignoires.	»	»	»	
...id nº 2.	1839.	21,723	Schiste micarré.	38,00	0,0503	Buv. Ba D. A.	A la buvette	»	7,87	»	
...richard tempérée inférieure	id	»	Schistes siliceux modifié.	32,00	0,0330	id	Au griffon	»	»	»	
...richard inférieure nº 6	id	»	id	»	0,0155	id	id	»	»	»	
...richard inférieure nº 7.	id	»	id	29,80	0,0138	Buv.	id	»	»	»	
...lanche	s ancienne	11,200	Granit, pegmatite grenatifère.	31,75	0,0322	Buv. Ba D L	id	»	»	»	L'eau blanche est mêlée, à sa sortie du
id	id	»	id	47,21	0,0368	id	Au regard.	11	54,09	0 0168	griffon, avec une quantité d'eau froide
id	id	»	id	»	0,0169	id	A la buvette	23,80	60,58	»	suffisante pour abaisser sa température
id.	id	»	id	»	0,0144	id	Au robinet des baignoires	variable	94,83	»	à 37º centigrades. On favorise ainsi le
...erras ancienne	1839	»	id	»	0,0091	Buv. Ba.	Au griffon	»	»	0 0254	blanchiment.
id	id	»	id	34,34	0,0030	id	A la buvette	7,00	20,00	»	
...erras nouvelle	1839	»	id	39,96	0,0024	Buv Ba	Au griffon	»	»	0 0256	
id	id	»	id	»	0,0211	id	A la buvette	3,50	8,53	»	
...nceinte	1839	»	id	49,00	0,0675	id	Au griffon.	»	»	0 0168	
id	id	»	id	-»	0,0660	id	A la buvette.	3,00	2,22	»	
...erras inférieure nº 1	1849	»	Atterrissements modifiés.	37,80	0,0589	Buv. P.	id	»	»	»	
...id nº 2.	id	»	id	34,80	0,0486	id	id	»	»	»	
...achapelle	id	»	Granit	38,70	0,0591	Buv. Ba.	Au griffon	»	»	0 0160	
...osquet nº 1	1849 à 1850,	»	id	44,00	0,0521	Buv. Ba D L.	id	»	»	0 0348	
...id nº 2	id.	31,500	Granit et schistes modifiés.	43,00	0,0491	id	id	»	»	»	
...id nº 3	id	»	id	»	0,0215	id	id	»	»	»	
...engez nº 1	1850	»	Granit	40,55	0,0690	Buv.	id	»	»	0 0823	
...id nº 2.	id	51,417	id	31,00	0,0337	Ba	id	»	»	»	
...id nº 3	id	»	Granit et micaschiste	28,80	0,0046	id	id	»	»	»	
...id nº 4	id	»	Micaschiste.	28,80	0,0046	id	id	»	»	»	
...ordeu nº 1	1850	»	Granit, pegmatite grenatifère	49,00	0,0715	id	id	»	»	0 0209	
...id nº 2	id.	33,523	id	44,50	0,0625	id	id	»	»	»	
...id nº 3	id	»	id	40,00	0,0552	id	id	»	»	»	
...ré nº 1	1850 à 1852	»	id	60,50	0,0780	id	id	»	»	0 0308	
...id nº 2	id	»	id	»	0,0780	id	A la buvette.	29,00	»	»	
...ré nº 3	id	»	id	53,80	0,0690	id	Au griffon.	»	»	»	
...élange des nos 2 et 3	id.	»	id	43,80	0,0491	id	id	»	»	»	
...ré nº 4.	id	»	id	»	0,0691	Buv.	A la buvette	»	»	»	
...ubigny nº 1	1848.	»	Schistes modifiés.	35,40	0,0388	id	Au griffon	»	»	»	
...id nº 2	id	»	id	48,34	0,0356	id	A la buvette	»	»	»	
...omains	1849.	7,200	Atterrissements modifiés.	30,07	0,0466	D A. D L	Au griffon	»	»	»	
...tuve.	id.	520	id	36,42	0,0350	Buv E P	id	»	»	»	
...oulent (grand puits)	id	»	id	»	0,0308	Ba.	id	»	»	0 0186	
...id (petit puits)	id	»	id	»	0,0079	id	id	»	»	0 0171	

TABLEAU indiquant la composition chimique des principales sources de Bagnères-de-Luchon (1) (d'après M. Filhol.)

NOMS DES SOURCES.	Sulfure de Sodium	Sulfure de Fer	Sulfure de Manganèse.	Chlorure de Sodium	Sulfate de Potasse.	Sulfate de Soude	Sulfate de Chaux.	Silicate de Soude.	Silicate de Chaux	Silicate de Magnésie	Silicate d'Alumine	Carbonate de Soude	Silica libre.	Alumine.	Magnésie.	Matière organique	TOTAL (2)
Reine.	gr. 0,0508	0,0022	0,0028	0,0624	0,0092	0,0312	0,0312	traces.	0,0102	0,0048	0,0255	traces.	0,0209	»	»	»	gr. 0,2511
Bayen.	0,0777	traces.	traces.	0,0829	traces.	traces.	traces.	id.	0,0220	traces.	traces.	id.	0,0444	»	»		0,2270
Azémar.	0,0480	0,0022	0,0024	0,0620	0,0072	0,0465	0,0178	0,0058	0,0432	0,0147	0,0237	id.	0,0076	»	»		0,2811
Richard supérieure	0,0595	0,0028	0,0018	0,0659	0,0088	0,0101	0,0400	traces.	»	traces.	0,0292	id.	0,0328	»	»	n'a pas été dosée.	0,2557
Grotte supérieure.	0,0314	0,0027	0,0013	0,0723	0,0059	0,0682	»	0,0094	0,0376	0,0057	0,0109	id.	0,0103	»	»		0,2559
Blanche. . . : . .	0,0338	0,0011	traces.	0,0500	0,0038	0,0610	traces.	traces.	0,0759	0,0067	0,0101	id.	0,0105	»	»		0,2529
Ferras sup. n° 2. .	0,0053	0,0009	id.	0,0160	0,0109	0,0580	0,0212	id.	0,0506	traces.	traces.	id.	0,0397	0,0022	0,0059		0,2002
Bordeu n° 1. . .	0,0690	0,0003	id.	0,0858	traces.	traces.	traces.	0,0233	0,0162	0,0025	0,0073	id.	0,0262	»	»		0,2306
Grotte inférieure. .	0,0589	000,21	id.	0,0736	0,0113	0,0265	0,0200	traces.	traces.	traces.	0,0141	id.	0,0499	»	- »		0,2564

(1) Plusieurs autres sources nouvellement découvertes n'ont pas été encore définitivement analysées.
(2) Il y a, en outre, dans chacune de ces sources des traces de sulfure de cuivre, d'iodure de sodium, d'hyposulfite de soude, de phosphates et d'acide sulfydrique.

TABLEAU indiquant la quantité réelle de sulfure de sodium, d'hyposulfite de soude et de carbonates ou silicates alcalins ou alcalino-terreux que renferme un bain de 300 litres préparé avec l'eau des principales sources, et amené à la température de 35° par l'addition d'une quantité suffisante d'eau froide.

(d'après M. Filhol.)

NOMS des SOURCES.	QUANTITÉ de sulfure de sodium contenue dans un bain de 300 litres.		QUANTITÉ d'hyposulfite de soude contenue dans un bain de 300 litres.		QUANTITÉ de sels alcalins contenue dans un bain, représentée par son équivalent en carbonate de soude anhydre		OBSERVATIONS.
Reine.	5 gr.	875	1 gr.	061	5 gr.	875	
Richard supérieure.	6	896	1	440	5	945	Les données du calcul sont les suivantes :
Richard inférieure.	9	741	1	080	9	741	La température de l'eau froide est de + 18°.
Grotte inférieure. .	9	238	1	620	9	238	On suppose que le bain contient 300 litres d'eau, et que sa
Bordeu.	7	179	3	561	7	179	température est portée à 35° par l'addition d'une quantité suffisante d'eau froide.
Bosquet.	7	650	3	140	7	650	Quand la température de l'eau minérale est inférieure à + 35°,
Etigny.	3	876	3	015	3	876	on suppose que le bain est donné avec l'eau minérale pure.
Ferras.	2	550	2	400	2	550	
Blanche.	variable.		2	160	»		

NOTA — La température de l'eau de ces sources étant connue, il sera facile de calculer la richesse en sulfure de sodium de chacun des mélanges qu'on peut effectuer, en les associant d'une manière quelconque pour préparer un bain à 35° ou à toute autre température.

tifique jugée. Voici, à ce sujet, ce qu'on lit dans un ouvrage récent de chimie (1) :

« On a discuté pendant longtemps sur la nature
» du principe sulfureux des eaux minérales des
» Pyrénées ; mais il résulte des expériences ré-
» centes de M. Filhol, que ces eaux contiennent
» du monosulfure de sodium et une trace d'acide
» sulfhydrique. »

M. Balard, dans son rapport à l'Institut, a déclaré que les expériences de M. Filhol, pour prouver que les eaux sulfureuses des Pyrénées contiennent un monosulfure, *suffiraient* pour dissiper le moindre doute, s'il existait encore dans l'esprit des chimistes (2).

Après avoir analysé l'eau des sources de Bagnères-de-Luchon, prise à son point d'emergence, M. Filhol s'est occupé de la composition de l'eau minérale prise sur les lieux d'emploi ; ce qui, on le comprend, est de la plus haute importance pour le médecin.

Ce chimiste consacra un temps fort considérable à l'examen de l'eau prise aux buvettes, au robinet des douches, dans les baignoires, dans

(1) Voyez Pelouse et Fremy, 2me édit., Traité de Chimie, tom. I, 1854.
(2) Comptes Rendus de l'Institut, tom. XXXIV, p. 43.

les piscines, etc... J'eus le plaisir et l'avantage de l'assister dans le plus grand nombre de ces expériences.

Le Tableau no 3 fait connaître la quantité de sulfure de sodium, de l'hyposulfite de soude, etc., que renferme un bain de 300 litres préparé avec l'eau des principales sources, et amené à la température de 28o R.

(Pour les détails, voir l'ouvrage de M. Filhol (1) rempli de réflexions très-importantes à connaître pour le médecin hydrologue.)

Je me borne à décrire ici les noms des sources qui arrivent sans mélange sur les lieux d'emploi, et la manière dont les autres sources sont associées avant de parvenir aux douches, cabinets des bains, etc., etc.

Les sources qui arrivent sans mélange au robinet des baignoires sont : la Reine, la Grotte inférieure, Richard inférieure. La source Blanche est tempérée dès sa sortie du rocher par une quantité d'eau froide suffisante pour que sa température s'abaisse jusqu'à 38 ou 39o centigrades. L'eau froide, qui est riche en oxigène et en silice, favorise le blanchîment. L'ancienne source

_____

(1) Recherches sur les Eaux Minérales des Pyrénées.

Blanche était formée par un filet de la Reine qui se mêlait avec un filet d'eau froide. On n'a donc fait qu'imiter la nature.

Les sources Ferras ancienne, Ferras nouvelle et de l'Enceinte sont mêlées, et constituent le bain Ferras.

Le mélange des sources Richard supérieure et Azémar, a lieu dans les galeries souterraines, et parvient à la buvette et aux baignoires sous le nom de Richard supérieure ou de Richard nouvelle.

Le mélange des numéros 1, 2, 3 et 4 de Bordeu avec les numéros 1, 2 et 3 du Pré, constitue le bain de Bordeu.

Les sources du Bosquet, réunies à la source de Lachapelle, constituent le bain du Bosquet.

Les sources d'Etigny, numéros 1 et 2, sont mêlées pour former le bain d'Etigny.

Les sources de Sengez, réunies au numéro 5 de Bordeu et au numéro 4 du Pré, fournissent un mélange qui blanchit très-facilement, et peut au besoin être versé dans le réservoir de la Blanche.

Le même cabinet recevant l'eau de plusieurs sources minérales, ou plusieurs des mélanges que je viens d'indiquer, le médecin peut y faire varier la composition du bain dans des limites très-étendues ; ainsi il peut administrer à son malade :

Un mélange de Reine et Froide ,

    —   Reine et Blanche ,

    —   Reine , Blanche et Froide ,

    —   Grotte et Froide ,

    —   Reine , Grotte et Froide ,

    —   Reine , Blanche , Grotte et Froide,

    —   Richard inférieure et Froide ,

    —   Richard inférieure , Richard supérieure et Froide ,

    —   Bosquet et Froide ,

    —   Bordeu et Froide ,

    —   Bordeu , Bosquet et Froide ,

        Etigny et Froide ,

    —   Ferras et Etigny.

ESSAI CLINIQUE

SUR L'ACTION DES EAUX THERMALES SULFUREUSES

DE

BAGNÈRES-DE-LUCHON,

DANS LE TRAITEMENT DES ACCIDENTS CONSÉCUTIFS

DE LA

SYPHILIS.

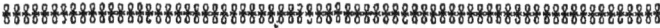

§ Ier.

Si Bordeu, ce célèbre médecin du dernier
siècle, que l'on considère, à juste titre, comme
le père et le créateur de l'hydrologie thérapeutique, a dit dans une circonstance, en parlant
des Eaux-Bonnes, qu'elles étaient utiles pour
toutes sortes de blessures, pourvu que *Mars seul*
les eût causées, hâtons-nous de mentionner que,
plus tard, dans son immortel ouvrage sur les
maladies chroniques, cet habile et sagace ob-
servateur, après avoir cité quelques faits relatifs
à des individus atteints d'affections syphilitiques

anciennes qui s'étaient bien trouvés de l'usage des eaux de Barèges et de Bonnes, Bordeu, disons-nous, modifia sa sentence relativement à l'action des eaux thermales sulfureuses. Du reste, nous ne saurions mieux faire que de reproduire textuellement les réflexions dont il accompagne ces mêmes faits :

« Que tout ceci soit dit seulement comme des
» faits historiques, nous ne pensons pas ni ne
» voulons faire croire que nos eaux guérissent
» les maux vénériens. Mais le mercure serait-il
» le seul et unique remède contre ces affections?
» Il faut espérer qu'on déterminera mieux un
» jour le caractère particulier de la vérole et
» l'étendue des propriétés du mercure. Et si,
» comme le pense Baillou, le mercure est une
» sorte de levier dont nous nous servons pour
» déraciner et emporter avec force les maladies,
» nos eaux ne pourraient-elles pas procurer cette
» révolution, ou du moins seconder beaucoup
» l'action du mercure qui l'opère? C'est ce que
» nous ne pouvons décider (1). »

Ainsi, d'après ce qui précède, il est évident que Bordeu avait pressenti l'influence des eaux

(1) Bordeu (Théophile), Recherches sur les Maladies Chroniques, 1775, page 294.

thermales sulfureuses dans le traitement des maladies 'syphilitiques, comme pouvant seconder l'action du mercure. Malheureusement, pour la science et l'humanité, ce célèbre hydrologue, envers qui l'emploi médicinal des eaux sulfureuses est si redevable, n'eut pas le temps de vérifier ses doutes; il mourut, dans la force de l'âge, à cinquante-quatre ans, l'année qui suivit la publication de son *Traité sur les Maladies Chroniques*.

Aujourd'hui, c'est une vérité clinique sanctionnée par des masses de faits publiés (1) ou oralement communiqués par les médecins des eaux thermales sulfureuses, que ces eaux sont un très puissant adjuvant pour combattre les accidents consécutifs de la syphilis, concurremment employées avec les préparations mercurielles dont elles favorisent l'action thérapeutique. Leur puissance adjuvante est surtout héroïque

---

(1) Voyez Bordeu (François), Précis d'Observations. — Patissier , Eaux Minérales. — Pommier, *id.* — Gibert, Traité des Maladies de la Peau, Manuel des Maladies Vénériennes. — Doux, Eaux de Greouls. — Despine père et fils, Aix en Savoie. — Anglada , Traité des Eaux des Pyrénées. — Dupasquier , Eaux d'Allevard. — Fontan, Bulletin de l'Académie, 1845. — Dassier , Journal de Toulouse. —Jammes (Constantin), Guide Pratique, etc., etc.

lorsqu'il y a cachexie syphilitique ou bien lorsque la syphilis existe chez un individu scrophuleux. En outre, lorsque l'affection syphilitique
est latente ou qu'elle est liée avec une autre
maladie cutanée, ces eaux, habilement administrées, en favorisent et le diagnostic et le traitement. Elles contribuent aussi puissamment à
neutraliser l'intoxication mercurielle; enfin, par
leur vertu puissante de réaction, en rendant
manifestes des syphilis latentes, elles peuvent
servir de pierre de touche pour constater si un
individu qui a suivi un traitement rationnel est
parfaitement guéri.

Les faits que j'exposerai bientôt, et mes propres
expériences, prouveront jusqu'à l'évidence ces
données thérapeutiques.

Ce travail repose sur quatre-vingt-sept observations (1), patiemment recueillies à Bagnères-
de-Luchon, où, depuis bientôt dix ans, j'exerce
la médecine pendant la saison des eaux.

Sur ce nombre d'individus syphilitiques soumis
à mon observation, il y a eu cinquante-huit
hommes, dont deux garçons âgés de trois et quatre

_____

(1) A ce nombre, je puis ajouter onze faits nouveaux
recueillis pendant la dernière session (1853).

ans, et vingt-neuf femmes, en y comprenant une petite fille âgée de quatre ans.

Dans ce groupe d'observations, l'âge varie de dix-neuf à soixante-dix ans, les enfants non compris. Tous les tempéraments s'y trouvent représentés. On pourrait en dire autant de presque toutes les nations de l'Europe. J'ai eu occasion, en effet, de soigner des Anglais, des Belges, des Espagnols, des Hollandais, des Suédois, des Polonais, des Russes, et enfin plusieurs Américains, etc.

La forme syphilitique que j'ai eu le plus occasion d'observer est dans l'ordre suivant : la syphilide tuberculeuse, la syphilide squameuse, la syphilide ulcéreuse, enfin, des accidents tertiaires. Chez plusieurs individus, les accidents consécutifs secondaires et tertiaires se trouvaient réunis.

Pour ce qui concerne la manière d'administrer les eaux, si nombreuses et si variées en sulfuration, de Bagnères-de-Luchon, c'est là surtout, il faut le dire, une affaire de tact médical et d'expérience pratique. On ne peut, cela se comprend, indiquer aucune règle précise à cet égard, chaque cas individuel pouvant offrir quelque chose de spécial, selon la lésion, la durée et autres complications. Toutefois, voici d'une manière générale quelle est ma méthode de procéder chez les individus atteints d'accidents consécutifs de la syphilis.

Ordinairement, pendant dix, quinze, vingt jours et plus (cela varie suivant les cas), je prescris des bains excitants, Reine et Grotte et froide; température, 28° Réaumur; durée du bain, une heure(1). Par temps, j'en élève brusquement la température jusqu'à 31 et 32° R. Mais pour lors la durée du bain est de 15 à 25 minutes. On applique sur le front une éponge ou des linges trempés dans l'eau froide; — pédiluve chaud au sortir du bain.

Les douches locales et générales sont administrées sous toutes les formes. Temp., 30 ou 34° R.

Souvent j'ordonne un bain de piscine prolongé, 2 à 3 heures, temp. 28 à 29° R. — Chez les individus qui ont la peau parcheminée, et chez les syphilitiques où il existe une autre maladie herpétique, je prescris un ou plusieurs bains d'étuve, voie humide.

---

(1) Dans le nouvel établissement, il y aura une salle spéciale où l'on pourra donner des bains très énergiques, Reine et Grotte, sans addition d'eau froide. L'eau sulfureuse arrivera dans les baignoires, ayant perdu de son calorique sans déperdition de sa sulfuréité.

Comme boisson sulfureuse , je prescris ordinairement l'eau des sources Richard , Reine , l'Enceinte, la Grotte, une à six verrées par jour, prise le matin à jeun et dans l'après-midi ; quelquefois , au début , j'ajoute à la boisson sulfureuse un peu de lait , du sirop de gomme , — de saponaire ou de fleurs de pensées sauvages, etc. Mais , autant que possible , il est bon de prendre l'eau minérale pure, telle qu'elle sort de la source.

Par cette médication sulfureuse excitante, mon but est de provoquer une réaction à la peau , de faire en quelque sorte fleurir l'affection syphilitique , de la provoquer , de l'appeler du centre à la circonférence , de produire , en un mot , l'effet qu'on nomme la poussée.

Chez les individus d'un tempérament pléthorique ou bilioso-sanguin , irritable, il ne faut pas insister long-temps sur la température élevée des bains et des douches. Il pourrait survenir des accidents graves , entr'autres une surexcitation trop grande ou un état congestionnaire, etc. Dans ces cas , il importe d'en surveiller l'action avec soin ; aussi , très-souvent, le plus qu'il m'est possible, je me rends à l'établissement thermal , afin de vérifier par moi-même la manière dont sont administrés les bains et les douches , et de m'assurer comment le malade les supporte ; bien entendu, suivant l'indication, je fais suspendre ou continuer.

Si l'affection syphilitique existe, au contraire, chez des individus d'un tempérament nerveux-lymphatique, surtout s'il y a cachexie syphilitique ou complication scrophuleuse, pour lors j'ai recours immédiatement aux bains sulfureux tempérés toniques.

Avant la découverte des nouvelles sources, je prescrivais les bains Richard ; aujourd'hui je leur préfère les bains Bordeu ; ils sont plus toniques et moins excitants ; il y a plus de fixité dans leur composition chimique. Ici, on le comprend, je me propose de tonifier avant que d'exciter ; en conséquence, je conseille, si faire se peut, une bonne nourriture, viandes rôties ou grillées (bœuf ou mouton), vin vieux, promenades dans les montagnes, surtout par le beau temps. (On ne saurait assez oxigéner ces syphilisés).

En boisson, ils prennent l'eau des sources du Pré n° 1, Bordeu, l'Enceinte, Ferras inférieure, en un mot, l'eau minérale la plus chargée en sulfuration, deux à six verrées par jour ; rarement une plus grande quantité.

Depuis quelque temps, pour cette catégorie de syphilitiques cachectiques et scrophuleux, je fais ajouter à chaque verre d'eau sulfureuse 20 ou 25 centigrammes de chlorure de sodium , et dans leur bain, 250 à 1,000 grammes de cette substance (1).

Cette addition ne change en rien la composition sulfureuse ; l'eau reste limpide et ne prend pas

(1) Depuis trois ans, j'expérimente ce médicament ajouté à la boisson sulfureuse ou dissous dans le bain.

J'ai obtenu généralement des résultats très remarquables chez les individus plus ou moins lymphatiques , surtout lorsqu'il y a faiblesse des organes digestifs , ou chez les malades atteints d'irritation chronique des bronches, ou menacés de tuberculisation.

Je me propose de publier prochainement le résultat clinique de ces observations. En attendant, je consigne ici que l'idée de cette addition de chlorure de sodium en boisson me fut inspirée dans une conversation que j'eus avec mon très honorable ami, M. Filhol , savant, habile et consciencieux chimiste. Ce fut en octobre 1850 , où nous visitâmes ensemble les sources et les thermes des Pyrénées , en société de M. Jules (François), ingénieur en chef des mines , et de M. Chambert, l'architecte des nouveaux thermes de Luchon, voyage dont le souvenir me sera toujours précieux et agréable.

M. Filhol me fit observer qu'il y avait des sources thermales sulfureuses des Pyrénées , où l'on constatait la présence d'une certaine quantité de chlorure de sodium , tandis que d'autres en étaient dépourvues ou à peu près.

Cette réflexion me donna l'idée de vérifier ce qui se passerait, en y ajoutant une certaine quantité de chlorure de sodium , même dans celles des sources sulfureuses qui en renfermaient.

un mauvais goût : les malades et les enfants la boivent avec plaisir.

Quand le malade est tonifié, quand il a repris des forces, de la vigueur, alors, si le cas l'exige, j'ai recours aux bains excitants, Reine et Grotte (1), température élevée.

(1) Il est un fait clinique positif et constaté, qu'un bain Reine, Grotte et froide, 28°, est plus excitant qu'un bain Bordeu ou Richard, même température. Cependant, il est démontré que ces derniers bains sont plus chargés en sulfuration qu'un bain Reine et Grotte.

M. Filhol en donne l'explication suivante : ce chimiste pense que cela provient du dégagement du gaz acide sulfhydrique qui a lieu dans un bain Reine et Grotte, par l'action que l'acide silicique exerce sur le sulfure alcalin.

Mais, dira-t-on, l'acide sulfhydrique est, au contraire, un gaz hyposténisant : d'accord ; nous reconnaissons l'action hyposténisante de ce gaz ; mais voici ce qui se passe, d'après l'hypothèse de M. Filhol :

Le gaz acide sulfhydrique est décomposé dans l'acte respiratoire, l'hydrogène est brûlé instantanément, et le soufre, à l'état naissant, en poudre excessivement fine, déposé sur la membrane pulmonaire, est aussitôt absorbé ; de là, on le comprend, l'excitation qui doit nécessairement en résulter par la présence de cette substance dans la circulation.

Cette explication très ingénieuse nous paraît très probable, toute hypothétique qu'elle est. Du reste, ceux qui désireront des explications plus détaillées, les trouveront dans l'ouvrage de M. Filhol, *Recherches sur les Eaux des Pyrénées*.

Lorsque, après un usage plus ou moins prolongé des eaux sulfureuses, en bains, en douches et en boisson, la sulfuration est opérée, ce qui s'annonce par certains effets produits, le syphilisé est soumis à l'usage des préparations mercurielles, concurremment employées avec les eaux sulfureuses.

La durée du traitement sulfureux et mercuriel varie suivant les cas et les complications. Toutefois, règle générale, il faut au moins deux et trois mois pour obtenir une guérison ou une très grande amélioration ; dans quelques circonstances, lorsqu'il y a des accidents tertiaires, il faut deux saisons. Du reste, il est bon que tout individu guéri d'accidents consécutifs secondaires ou tertiaires, se rende, l'année suivante, à des eaux thermales sulfureuses, afin de se lessiver complétement.

Tel est, succinctement, le traitement général que j'emploie ; j'ajouterai : lorsque il m'apparaît que l'affection syphilitique est liée à une autre maladie herpétique et qu'elle semble résister à l'action des préparations mercurielles (1), j'ai recours aux préparations arsénicales. On verra

(1) En fait de préparations mercurielles, je donne la préférence au proto-iodure de mercure.

par des faits que cette médication a obtenu un
succès complet.

Ces quelques considérations préliminaires rem-
plies, j'aborde les faits cliniques, sauf à les
commenter ensuite.

§ II.

Si des doutes se sont élevés chez certains
médecins modernes sur l'efficacité des eaux sulfureuses dans le traitement des maladies syphilitiques (1), il en est d'autres, au contraire, tellement enthousiastes des resultats qu'ils ont
obtenus du concours de ces eaux, qu'ils les ont
considérées comme anti-syphilitiques : ce qui
est une exagération, pour ne pas dire une erreur.

Les eaux thermales sulfureuses ne sont pas, en
effet, anti-syphilitiques par elles-mêmes : en
d'autres termes, un individu atteint d'accidents
syphilitiques consécutifs secondaires ou tertiaires,
ne guérit pas par l'usage seul des eaux sulfureuses : il peut en obtenir une amélioration très-
prononcée, mais non une guérison.

(1) De tout temps, il y a eu et il y aura des organisa-
tions naturellement pyrrhoniennes.

Si dans quelques circonstances la guérison a eu lieu, il doit y avoir eu erreur de diagnostic ; ou bien , si l'affection était de nature syphilitique, la guérison par l'usage seul des eaux sulfureuses, se sera produite probablement chez un individu saturé déjà de préparations mercurielles. Nous citerons des observations où cela a eu lieu.

Ainsi, quant à nous, d'après ce que nous avons observé , nous n'accordons pas aux eaux sulfureuses des propriétés anti-syphilitiques dans le sens rigoureux du mot.

Voulant m'assurer si réellement ces eaux jouissaient de propriétés anti-syphilitiques, j'ai soumis, pendant plusieurs mois à l'usage *seul* des eaux sulfureuses, des individus atteints d'accidents consécutifs secondaires et tertiaires. — Voici les faits.

1re Observation.

Affection syphilitique secondaire. — Forme syphilide squameuse et tuberculeuse. — Usage prolongé des eaux sulfureuses seules. — Insuccès. — Administration du proto-iodure de mercure, concurremment avec les eaux sulfureuses. — Guérison rapide.

Dans le courant de juillet 1847 , un jeune homme, des environs de ma ville natale , âgé de 23 ans, forte constitution, vint me consulter à Luchon ; il était atteint de taches nombreuses, rougeâtres, lenticulaires, quelques-unes proéminentes, desquamation légère au centre, point de prurit.

Ces taches existaient à la tête, à la partie antérieure de la poitrine et au dos ; il y en avait sur le ventre ; mais surtout aux jambes où elles étaient très-nombreuses.

A première vue, il fut facile de reconnaître une affection syphilitique, tant l'aspect de ces taches était caractéristique ; ce diagnostic, du reste, fut corroboré par l'historique suivant du malade :

En 1845, se trouvant à Bordeaux, ce jeune homme fut atteint d'une gonorrhée et de deux chancres, situés au prépuce (on y remarque une cicatrice très-prononcée). Pour tout traitement, suivant le conseil d'un de ses camarades, il lava les chancres avec son urine et but de la tisane de chiendent nitrée.

Deux mois après, les chancres se cicatrisèrent, l'écoulement dura plus longtemps.

Rentré chez lui, en 1846, il fut pris, au mois d'octobre, de douleurs générales qui disparurent sans rien faire. Plus tard, au mois de mars 1847, nouvelle apparition de douleurs ; quelques jours après, il s'aperçut que son corps était couvert de taches rougeâtres. Son médecin le purgea deux ou trois fois. Tisane de douce-amère, bains à l'eau de son.

La dartre, suivant l'expression de son docteur, ne pouvant guérir qu'avec le concours des eaux sulfureuses, il l'envoya à Luchon.

Voulant utiliser cette observation, afin de vérifier l'action des eaux sulfureuses dans le traitement des accidents syphilitiques consécutifs (ce cas était précieux, le malade n'ayant jamais fait usage de préparations mercurielles), je soumis ce jeune homme à l'usage des eaux sulfureuses, en bains, douches et boisson.

Ce traitement fut suivi pendant un mois sans interruption. La syphilide, loin de disparaître, était, au contraire, plus animée. Je rassurais le malade, en lui disant que c'était un bon signe : (*sa dartre fleurissait*) ; cessation du traitement sulfureux pendant huit jours. Il avait pris vingt-neuf bains, Reine, Grotte et froide, à 28° R. ; durée, une heure ; vingt douches générales en arrosoir, 32 à 34°, durée quinze minutes ; il avait avalé environ trente à quarante litres d'eau sulfureuse.

25 août, reprise du traitement sulfureux ; il

prit, sans discontinuer, vingt-cinq bains, quinze douches et une trentaine de litres d'eau sulfureuse ; il en buvait jusqu'à huit verrées par jour.

L'affection herpétique syphilitique persistait dans toute son intensité. Je renvoyai ce jeune homme, en lui donnant l'assurance que je le guérirais radicalement au plus tard à la saison prochaine (1). Je lui recommandai expressément de venir me voir souvent ; nous étions assez voisins.

L'hiver de 1848 se passe, la syphilide avait beaucoup pâli, mais non disparu.

Aux mois d'avril et de mai, les taches se ranimèrent ; il en survint à la pomme des mains. (*Psoriasis palmaire*).

Bien que fixé sur la spécialité des eaux sulfureuses, je voulus différer le traitement mercuriel pour ne le commencer qu'à Luchon, où ce jeune homme devait se rendre au commencement de la saison des eaux. En effet, il y arriva le 6 juin 1848.

---

(1) Pour le défrayer de toute dépense, ce jeune homme était logé et nourri chez moi, où il s'utilisait ; en outre, un riche client parisien, à qui j'avais fait part de mon expérience, lui donna 50 fr., afin qu'il pût se traiter pendant l'hiver.

Il prit dix bains Reine-Grotte à 28°, quelques douches, et en boisson l'eau de la source Richard, deux à quatre verrées par jour.

Les taches syphilitiques conservaient leur couleur caractéristique très-prononcée, le nombre en était considérable. — Santé générale parfaite.

16 *Juin*. Voulant en finir, je prescrivis deux grammes de proto-iodure de mercure, à diviser en cinquante pilules, à prendre deux, trois èt quatre par jour. Continuation des bains et de la boisson sulfureuse.

Quinze jours après, nouvelle prescription de deux grammes de proto-iodure de mercure, à diviser en quarante pilules. Le malade en prenait quatre par jour. Point de dérangement dans le tube digestif.

20 *Juillet*. Ayant pris trente bains sulfureux, vingt douches générales, et en boisson trente litres d'eau sulfureuse, plus cinq grammes de proto-iodure de mercure, l'aspect des taches était changé ; toutes pâlissaient. Continuation de préparations mercurielles : quatre pilules par jour.

Fin Juillet. Grand nombre de taches avaient disparu ; celles qui restaient étaient noirâtres.

Ce jeune homme quitta Luchon très content ; il se voyait débarrassé de sa dartre. Je lui fis remettre une autre boîte de quarante pilules, lui recommandant d'en continuer l'usage, deux par jour ; ce qu'il fit.

En octobre, il vint me voir : la syphilide avait à peu près disparu ; on n'apercevait que quelques taches noirâtres. Santé très-bonne.

En février 1850, il se maria ; il devint père d'un garçon. J'ai vu cet enfant à l'âge de quinze mois ; il était brillant de santé ; belle carnation : j'ai la certitude qu'il n'y a pas en lui le moindre atome de virus syphilitique héréditaire. Du reste, le père n'a pas une tache sur son corps, et sa santé est des plus vigoureuses ; on peut le considérer comme étant radicalement guéri.

Cette observation, exposée peut-être avec trop de détails, est toutefois très intéressante, en ce sens qu'elle prouve que les eaux sulfureuses seules n'ont pas d'action spécifique sur les accidents consécutifs de la syphilis. On a vu, en effet, que chez ce jeune homme, *vierge de toute préparation mercurielle*, l'affection syphilitique n'avait pas été améliorée par l'usage prolongé des eaux sulfureuses (il est vrai de dire qu'elle n'avait pas été aggravée) ; mais, aussitôt que le proto-iodure de mercure a été administré, concurremment avec les eaux sulfureuses, vingt-cinq jours après on remarquait un changement notable dans la couleur des taches syphilitiques. On a vu que

plus tard , sous l'empire de ce traitement mercuriel, ces taches disparaissaient à vue d'œil ;
qu'après deux mois de ce traitement combiné , il
y avait eu disparition des accidents herpétiques
syphilitiques ; que seulement, par excès de prudence, afin de consolider la guérison , nous avons
jugé convenable de recourir de nouveau au proto-
iodure de mercure ; qu'enfin cet individu est devenu père d'un enfant dont la belle carnation
prouve qu'il n'y a pas en lui un atome de virus
syphilitique héréditaire ; d'un autre côté, l'absence
de tout signe extérieur d'accidents secondaires
chez le père, confirme que celui-ci est complète-
ment guéri de son affection syphilitique , et que
cette guérison est due à la médication mercurielle
secondée par l'action sulfureuse.

2ᵐᵉ Observation.

**Affection syphilitique. — Accidents secondaires et ter-
tiaires.—Usage des eaux sulfureuses seules pendant
deux mois. — Insuccès. — Administration du proto-
iodure de mercure concurremment avec l'eau sulfureuse.—Amélioration prononcée.—Guérison après
deux saisons thermales.**

Au mois de juin 1848 , le nommé L...., âgé
de 32 ans , né à Toulouse, fut envoyé à Luchon
porteur d'un certificat d'indigence.

Cet homme, d'un tempérament lymphatique, constitution appauvrie, était atteint :

1° De plusieurs ulcérations situées, huit à la jambe droite et cinq au coude-pied.— Ces ulcérations, larges d'un à deux centimètres, arrondies, coupées à pic, à bords relevés, se recouvraient de croûtes épaisses grisâtres ;

2° Exostose très prononcée à l'angle externe de l'orbite gauche, douleurs nocturnes, quelques boutons d'acné *indurata* douteux sur les épaules.

(*Historique.*)— Soldat en Afrique, il fut atteint en 1843 d'une gonorrhée et de plusieurs chancres sur le prépuce et le gland ; on l'envoya à l'hôpital d'Oran, d'où il sortit après un séjour de trois mois, avouant qu'il avait évité de prendre une grande partie des médicaments prescrits.

En 1844, il eut son congé de réforme. Rentré à Toulouse, il reprit l'état d'imprimeur sur indienne. Santé satisfaisante.

Un an après (1845), il fut de nouveau atteint d'un chancre au prépuce, plus profond que les premiers, nous dit-il. Ce chancre fut cautérisé plusieurs fois avec la pierre infernale ; la cicatrisation se fit lentement. Traitement mercuriel imparfait.

Au mois d'avril 1847, le malade éprouva des douleurs de tête, des malaises dans tout le corps ;

il prit quelques bains de vapeurs, fut purgé deux fois ; tisane sudorifique ; grande amélioration.— Mais, deux mois après, les mêmes douleurs se firent sentir de nouveau : mêmes moyens théra-peutiques. Apparition sur la jambe et le coude-pied droit de boutons qui s'ulcérèrent ; douleur sourde à l'angle externe de l'orbite gauche. — Gonfle-ment. — Les ulcérations de la jambe et du coude-pied s'élargissent ; le nombre augmente.

Il se rendit à la consultation des médecins de l'Hôtel-Dieu ; on lui prescrivit un traitement mer-curiel, et on l'envoya à Luchon, où.il arriva le 4 juillet.

Je le soumis uniquement à l'usage des eaux de la Reine, en bains, boisson et douches. — Ré-gime tonique (1).

(1) Le bureau de bienfaisance de Luchon lui donnait du pain et de la viande ; de mon côté, je lui fesais donner. de l'argent par des clients riches et bienveillants.

Il est malheureux pour la science et l'humanité, qu'il n'y ait pas à Bagnères-de-Luchon un hospice civil (*). Il faut

(*) Nous sommes à la veille de jouir de ce bienfait : M. Migneret, préfet de la Haute-Garonne, en a si bien compris l'importance et l'ur-gence, que ce magistrat se trouvant à Luchon, en septembre 1853, nomma une commission, composée de personnages haut placés et com-pétents, à l'effet d'aviser promptement aux moyens d'organiser cet hos-pice. L'arrêté est daté de Bagnères-de-Luchon.

Afin d'activer l'exécution de ce projet, M. Migneret a obtenu du Gou-vernement un secours de vingt mille francs. Puisse, le département, conserver longtemps cet honorable magistrat, plein de sollicitude pour la classe pauvre et portant un vif intérêt aux progrès de la science !

Après quarante-cinq jours de ce traitement sulfureux, la santé générale du malade s'en trouva très bien ; quelques ulcérations étaient presque cicatrisées ; toutes avaient pris un bel aspect, couleur de jambon. Plusieurs s'étaient réunies et ne formaient qu'une large plaie. L'exostose de l'orbite était dans le *statu quo*.

Enfin, ayant pris trente-cinq bains, vingt douches et ayant bu quarante litres d'eau sulfureuse, j'eus recours aux préparations mercurielles. Matin et soir, une pilule de cinq centigrammes de proto-iodure de mercure. Six jours après, il en prenait quatre.—Ulcérations pansées avec de l'onguent mercuriel. Continuation des eaux sulfureuses.

Fin avril. Après vingt-cinq jours de ce traitement mercuriel et sulfureux, presque toutes les plaies étaient en voie de cicatrisation : bon nombre étaient complétement cicatrisées. L'exostose

espérer que le Gouvernement prendra en considération le projet habilement conçu et parfaitement exposé de M. Jules François, ingénieur en chef des mines, projet approprié à l'assistance publique des eaux thermales.

En 1850, une proposition collective avait été faite et déposée à l'Assemblée législative par deux honorables membres, M. Tron, maire de Luchon, et M. Soubies, avocat distingué de Bagnères-de-Bigorre.

restait stationnaire. — Cessation des douleurs nocturnes. Continuation des mêmes moyens thérapeutiques.

Ce malade partit de Luchon le 16 septembre. Toutes les ulcérations étaient cicatrisées, légère amélioration de l'exostose; on y fesait des frictions avec la pommade hydrargirée; douches légères en arrosoir. — Etat de santé très satisfaisant.

Recommandation de continuer l'usage des pilules ; et plus tard, après avoir cessé toute médication, de recourir à l'iodure de potassium, revenir aux eaux thermales à la saison suivante.

Il fut exact, revint à Luchon en juin 1849. Santé bonne, ulcérations complétement cicatrisées. (Il n'avait pas fait usage de l'iodure de potassium que nous lui avions prescrit.) L'exostose de l'orbite avait notablement diminué.

Prescription : Bains, boisson sulfureuse, douches locales en arrosoir sur l'exostose, frictions avec la pommade hydrargirée, addition d'extrait de belladonne, pilules de cinq centigrammes de proto-iodure de mercure, deux à quatre par jour.

Quarante-cinq jours après son arrivée, le gonflement de l'arcade sourcilière est à peu près disparu; absence d'ulcérations et de taches squameuses, santé très-bonne.

Il quitta Luchon, après avoir pris trente-cinq bains, quarante douches locales et quatre grammes de proto-iodure de mercure (1).

J'ai eu occasion de revoir à Toulouse ce syphilisé ; il est complétement guéri. Absence de toute manifestation syphilitique.

Cette observation, comme la précédente, confirme que les eaux sulfureuses seules n'ont pas de vertu anti-syphilitique. Mais elle prouve, comme le feront les Observations que nous citerons, que les eaux sulfureuses sont un puissant adjuvant des préparations mercurielles.

3me Observation.

Psoriasis syphilitique de la jambe droite. — Usage des eaux sulfureuses pendant quatre mois. — Insuccès. — Traitement mercuriel. — Amélioration rapide. — Guérison.

Au mois d'août 1852, un soldat du 66e, en garnison à Luchon, consulta le médecin du dé-

(1) Des remercîments sont dus à M. Sapène, pharmacien ; il s'est toujours empressé de me fournir, gratis, les médicaments pour les indigents. Je ne doute pas que ses confrères n'en eussent fait autant ; il faut le dire, la pharmacie est très honorablement représentée à Luchon, on y trouve honorabilité et capacité.

tachement ; celui-ci l'envoya aux bains de la
Reine et à la piscine, et lui prescrivit en boisson
deux à quatre verrées d'eau sulfureuse par jour.

Ce soldat suivit ponctuellement la prescription.
Il avait pris en trois mois soixante-dix bains,
tant dans les baignoires qu'à la piscine ; il avait
avalé plus de 100 litres d'eau sulfureuse.

L'affection herpétique persistait dans toute son
intensité, très-peu d'amélioration.

S'étant trouvé à la piscine avec un Parisien,
atteint comme lui d'un psoriasis syphilitique aux
jambes, mais qui était en voie de guérison (il
y avait plus d'un mois qu'il suivait le traitement
mercuriel), ce client engagea le soldat à venir
me consulter, ce qu'il fit.

Il fut facile de diagnostiquer cette affection
herpétique, consistant en taches nombreuses,
rougeâtres ; légère desquamation, point de démangeaison. Ces taches étaient situées aux jambes et quelques-unes à la poitrine. — Leur apparition datait du mois de septembre 1851.

Ce soldat avait été atteint de deux chancres
en 1848, et traité à l'hôpital militaire d'Alger,
où il séjourna près de trois mois.

Je prescrivis trois grammes d'iodure de mercure en soixante pilules, à prendre deux, quatre
et six par jour. Ce soldat était assez sulfuré, on

pouvait donner ce médicament à haute dose :
continuation des eaux sulfureuses ; ordre de venir
me voir tous les cinq jours.

Ayant avalé toutes ces pilules sans en être
incommodé, l'affection herpétique avait notablement pâli ; continuation des mêmes moyens.
Enfin, au commencement d'octobre, au moment
de mon départ de Luchon, je vis ce soldat : les
taches de la poitrine et presque toutes celles des
jambes avaient disparu ; on y remarquait des taches violettes noirâtres. La syphilide était détruite.
— Je prescrivis l'usage des pilules, seulement
deux et trois par jour ; continuation des eaux sulfureuses. Ce soldat devait rester à Luchon jusqu'au mois de novembre.

En janvier 1853, je le vis à Toulouse, où se
trouvait son régiment. Il était radicalement guéri,
plus de plaques sur son corps ; on y apercevait
seulement des taches noirâtres. — Santé parfaite.

Certes, alors même qu'il y aurait eu doute sur
la nature syphilitique de cette affection cutanée,
la marche rapide vers la guérison par le traitement mercuriel, précédé et concurremment employé avec les eaux sulfureuses, confirmerait
ce diagnostic, *naturam morborum ostendit curatio.*

J'ajouterai que ce psoriasis syphilitique, qui
avait *résisté* à l'usage prolongé des eaux sulfu-

reuses seules, et qui, au contraire, a disparu assez promptement sous l'empire du traitement mercuriel, corrobore l'opinion que les eaux thermales sulfureuses ne sont point anti-syphilitiques.

4me Observation.

Syphilide squameuse sur les jambes, au front, au cuir chevelu.—Granulations au voile du palais.—Plaques muqueuses aux grandes lèvres et au pourtour de l'anus. — Leuchorrée très abondante. — Cicatrice à l'aine droite. — Usage prolongé des bains sulfureux. —Insuccès.—Guérison par le traitement mercuriel.

La nommée G...., âgée de 25 ans, née aux environs de Luchon, ayant resté pendant plusieurs années employée dans un hôtel de Toulouse, tomba malade, sa santé se détériora; elle ressentit des douleurs dans les membres. Plus tard, il survint une éruption aux jambes, au front et au cuir chevelu; prostration générale, teint jaunâtre.

Un médecin de Toulouse l'engagea à rentrer chez elle, et de faire usage, en bains et en boisson, des eaux sulfureuses de Luchon; ce qu'elle fit pendant plusieurs mois, et dont elle se trouva très bien; sa santé s'était rétablie; elle avait repris de la vigueur ; mais sa dartre persistait.

Cette fille vint me consulter dans le courant de juillet 1851 , me raconta qu'elle avait pris plus de soixante bains , et qu'elle avait bu au moins cent litres d'eau sulfureuse.

Les antécédents de cette fille, l'inspection des parties génitales et anales, où je constatai l'existence de plaques muqueuses, l'état leucorrhéique, les granulations et la rougeur du voile du palais, joint à l'aspect des taches , me confirmèrent que j'avais à faire à une affection syphilitique. Du reste , cette fille nous avoua qu'en 1848 elle avait été obligée de suivre un traitement mercuriel, et que la cicatrice située à l'aine datait de cette époque (bubon abcédé.)

Quoi qu'il en soit , je la soumis immédiatement à l'usage du proto-iodure dé mercure, frictions sur les plaques muqueuses avec la pommade de proto-chlorure de mercure, douches sulfureuses buccales et vaginales.

Fin Septembre. Après trois mois de ce traitement mercuriel, irrégulièrement suivi (1), ayant pris près de six grammes de proto-iodure de

(1) Cette fille était occupée dans un hôtel de Luchon , où elle fatiguait beaucoup.

mercure et un grand nombre de bains sulfureux, l'affection squameuse avait considérablement diminué ; les plaques muqueuses des grandes lèvres et de l'anus avaient disparu.

Je conseillai de continuer l'usage des pilules, et de prendre encore quelques bains sulfureux ; ce qu'elle fit pendant tout le mois d'octobre ; ensuite elle rentra à Toulouse, où je l'ai revue six mois après ; la syphilide avait disparu, l'état leuchoréique persistait. Santé bonne.

Cette dernière Observation, les trois qui la précèdent et quelques autres que nous aurions pu citer, sont assez concluantes, je crois, pour prouver que les eaux thermales sulfureuses ne sont pas anti-syphilitiques par elles-mêmes. Ce serait, dès-lors, faire perdre le temps à un syphilitique atteint d'accidents secondaires ou tertiaires, que de le soumettre long-temps à l'usage *seul* des eaux sulfureuses afin de le débarraser de sa maladie. La première Observation, à elle seule, en fournit une preuve significative, péremptoire.

Cela étant, il faut avoir recours aux préparations mercurielles ou à l'iodure de potassium pour les accidents tertiaires. Cette médication, combinée avec le traitement sulfureux, obtient généralement une guérison assez prompte et radicale.

§ III.

Dans quelques circonstances, avons-nous dit, les eaux thermales sulfureuses seules peuvent obtenir ou mieux compléter la guérison d'une affection syphilitique qui résiste. Cela arrive, en effet, lorsque le syphilisé a suivi un traitement mercuriel long-temps prolongé, où il y a eu en quelque sorte saturation mercurielle. Dans ce cas, l'usage seul des eaux sulfureuses est une médication des plus favorables, surtout quand on a à faire avec une constitution délabrée, lymphatique.

Ce travail reposant sur des faits, voici les Observations qui corroborent ce que je viens d'avancer.

5e Observation.

Accidents consécutifs, secondaires et tertiaires. — Usage prolongé de préparations mercurielles. — Persistance de quelques taches d'aspect syphilitique. — Gonflement du tibia droit. — Plusieurs pustules au cuir chevelu. — Guérison par les eaux sulfureuses.

Juillet 1849. Le nommé L..., Bordelais, âgé de 28 ans, tempérament nerveux-lymphatique, pâleur générale. Ce malade se plaignait d'avoir perdu ses forces, il ressentait des douleurs vagues aux membres abdominaux et aux reins.

A la partie antérieure du tibia droit, existait un léger gonflement, sensible à la pression (périostose); sur quelques points de la poitrine, on remarquait des taches squameuses rougeâtres, cuivrées ; point de démangeaison. Au cuir chevelu, région occipitale, il y avait une dizaine de tubercules lenticulaires caractéristiques.

Le voile du palais, la langue et la voûte palatine étaient sains. Les gencives étaient gonflées, molles et saignantes. Denture mauvaise, perte récente de deux dents incisives supérieures.

Ce malade nous raconta que, par suite de plusieurs chancres négligés, il fut atteint, il y a trois ans, d'accidents consécutifs syphilitiques très graves, consistant en taches nombreuses, rougeâtres, situées au cuir chevelu, au front, à la poitrine, au dos et aux jambes. Ulcérations au voile du palais, gonflement considérable au tibia droit, dont il restait encore une légère trace. Il avait fait usage pendant longtemps de préparations mercurielles; entr'autres, de la liqueur de Van-Swieten. — Frictions mercurielles.

Le malade ajouta : Tout récemment, j'ai suivi scrupuleusement pendant trois mois un traite-

ment anti-syphilitique, dirigé par M. le docteur
Venot, de Bordeaux. Cet honorable et habile
confrère lui avait fait prendre des pilules au
proto-iodure de mercure, des fumigations cinnabrées; et, sur la fin, du sirop de salsepareille,
avec addition de vingt à trente grammes d'iodure
de potassium.

Ce traitement avait procuré un résultat très
favorable.

Ce syphilisé me produisit l'effet d'être atteint
de syphilomanie. Il voulait absolument être très
malade : il aurait désiré continuer les préparations mercurielles : je combattis sa manière de
voir et parvins à le persuader, en lui donnant
l'assurance que les eaux seules le guériraient
radicalement, et que, s'il y avait en lui du virus
syphilitique, l'action des eaux le ferait sortir,
et qu'alors nous aviserions.

Il prit en deux mois quarante-cinq bains,
plusieurs douches générales, six bains d'étuve
et avala au moins soixante litres d'eau sulfureuse;
quatre à six verrées par jour.

Sous l'empire de ce traitement sulfureux,
combiné avec des courses dans les montagnes et
un bon régime tonique, ce malade se vit renaî-
tre; il avait repris de la vigueur. Les taches qu'il
avait sur la poitrine et au cuir chevelu avaient

disparu. — Le gonflement du tibia était à peine apparent, insensible à la pression ; les gencives s'étaient raffermies (1).

Cet état de choses ramena le calme et l'espérance dans cette imagination effrayée.

M. L... quitta Luchon très rassuré, se croyant, avec juste raison, bien lessivé et guéri.

L'année suivante, il revint prendre quelques bains sulfureux et des douches générales, et faire surtout des courses dans les montagnes : sa santé était très bonne, son tibia droit était aussi uni que le gauche ; point de taches herpétiques sur le corps. — Il me posa la question s'il pouvait se marier, sans crainte, dans un an ? Ma réponse fut affirmative ; sauf, au printemps suivant, par excès de prudence, de prendre deux grammes de proto-iodure de mercure.

Il partit de Luchon enthousiasmé de l'action des eaux sulfureuses : il est du nombre de ceux qui en proclament les bons effets, avec une imagination qui exagère naturellement. Il est très porté à croire que les eaux seules l'ont guéri,

(1) Ce malade n'avait pas négligé de se gargariser plusieurs fois par jour avec l'eau sulfureuse.

A cette époque, nous n'avions pas les appareils à douches buccales et gengivales qui, aujourd'hui, fonctionnent admirablement.

ce qui est inexact ; elles n'ont fait que favoriser et compléter l'action du traitement mercuriel et ioduré qu'il avait précédemment suivi.

6ᵉ Observation.

Santé délabrée par une maladie syphilitique constitu-tionnelle. — Traitement mercuriel. — Persistance de quelques syptômes de syphilis. — Disparition par les eaux sulfureuses seules.

Pendant la saison de 1852, fin juillet, M. G..., de Montpellier, âgé de vingt-six ans, tempéra-ment nerveux-lymphatique, vint à Luchon pour consolider sa santé, délabrée par une maladie syphilitique constitutionnelle , pour laquelle il avait suivi plusieurs traitements , soit à Mont-pellier, soit à Toulouse. D'après son récit, il était évident que les médecins habiles qu'il avait con-sultés lui avaient fait suivre des traitements mer-curiels et iodurés qui l'avaient, à peu près, dé-barrassé des accidents syphilitiques suivants : chancres au voile du palais , douleurs ostéocopes aux jambes , pustules nombreuses d'ecthyma sy-philitique à la tète, au dos; plusieurs ulcérations situées à la jambe droite et au coude-pied du même côté , gonflement des articulations des genoux.

A son arrivée à Luchon , il ressentait encore

aux jambes des douleurs nocturnes. On remarquait trois ulcérations à la jambe droite et une au
coude-pied, et quelques pustules d'echtyma entre
les deux omoplates. — Rougeur assez intense et
quelques granulations au voile du palais, ce qui
tourmentait beaucoup ce syphilisé ; il redoutait
l'apparition de nouveaux chancres. Ce malade fut
soumis au traitement sulfureux. Bains Bordeu,
28° R. ; douches générales et locales en arrosoir,
30 à 32° R. ; en boisson, deux à quatre verrées
de la source du Pré n° 1 ; régime tonique, promenades dans les vallées.

Un mois et demi après avoir suivi exclusive-
ment ce traitement sulfureux, les douleurs nocturnes avaient disparu, les ulcérations de la
jambe et du coude-pied, les pustules d'echtyma
étaient complétement cicatrisées; ce jeune homme
avait repris de la vigueur, appétit bon, sommeil
parfait.

Il quitta Luchon très content ; il avait pris
trente-cinq bains, vingt-cinq douches généralement locales, et 'bu au moins quarante litres
d'eau sulfureuse source du Pré n° 1.

Voulant éviter de multiplier les observations
détaillées, je me borne à ces deux faits.

Je pourrais en citer plusieurs autres où les
eaux sulfureuses seules ont complété la guérison

chez des individus encore atteints d'accidents consécutifs de la syphilide, mais qui, antérieurement, avaient suivi des traitements mercuriels ou iodurées, et chez qui cette médication avait été administrée plutôt en plus qu'en moins.

Dans ce cas, il faut le reconnaître, les eaux sulfureuses seules peuvent produire un résultat efficace et compléter la guérison des accidents syphilitiques. Du reste, cette vérité pratique est acceptée depuis fort long temps par la plupart des médecins des eaux thermales sulfureuses.

J'ajouterai, que tout individu qui a suivi un traitement anti-syphilitique, bien que débarrassé des accidents consécutifs de la syphilis, fera toujours très bien, s'il le peut, d'aller se lessiver aux eaux thermales sulfureuses, n'importe où. Il est assuré de bien s'en trouver sous tous les rapports, et à coup sûr il rattrapera rapidement les forces et la vigueur qu'on perd généralement après un traitement mercuriel prolongé.

§ IV.

Par les quelques faits qui viennent d'être exposés et les considérations qui en ont été déduites, je crois avoir prouvé que les eaux

thermales sulfureuses ne sont pas anti-syphilitiques par elles-mêmes ; mais que, seules, elles
peuvent compléter la guérison des syphilisés qui
ont suivi long-temps des traitements mercuriels.

Prouvons maintenant par des faits la puissance
adjuvante de ces eaux dans le traitement des accidents syphilitiques secondaires ou tertiaires,
surtout chez les individus où il y a cachexie syphilitique ou complication sulfureuse ; dans ce
cas, cette médication suffureuse est héroïque.

De tous les faits que j'ai pu observer depuis
que j'exerce la médecine à Luchon, le suivant,
à lui seul, va en fournir la preuve la plus
frappante.

7ᵐᵉ Observation.

**Cachexie syphilitique. — Accidents secondaires et ter-
tiaires, datant depuis plusieurs années, ayant
résisté à des traitements mercuriels et iodurés,
dirigés par les plus habiles médecins de Paris. —
Mort imminente. — Amélioration très rapide par
l'usage des eaux sulfureuses de Bagnères-de-Luchon
combinées plus tard avec les préparations mercurielles.**

Le 15 juillet 1845, un Anglais, appartenant
à une des grandes familles aristocratiques de

l'Angleterre, arriva à Luchon en chaise de poste, accompagné d'un parent et de deux domestiques. C'était le professeur Blandin, mon illustre maître et ami, qui me l'avait adressé.

Ce malade était âgé de trente-un ans, tempérament lymphatique-nerveux, ayant joui d'une brillante santé jusqu'à vingt-six ans.

A son arrivée à Luchon, il était dans l'état suivant : Amaigrissement général, pâleur cadavérique, pouls anémique, cinquante-cinq pulsations, respiration faible, toutefois, absence de signes qui annoncent la présence de tubercules pulmonaires ; il était d'une faiblesse telle qu'il ne pouvait se tenir assis sur son lit, on le nourrissait de bouillons froids et de jus de viande rôtie, vin de Bordeaux ; en voilà pour l'état physiologique.

Complications syphilitiques, plusieurs plaques de *corona veneris* au front, exostose à l'angle externe de l'arcade orbitaire, côté droit, ulcère à la paupière inférieure de l'œil gauche, ulcérations dans la voûte palatine communiquant avec les fosses nasales, luette détruite, ulcérations aux piliers du voile du palais, exostoses et ulcérations aux deux jambes ; enfin, engorgement du testicule droit.

Je conviens qu'en présence de cette constitution délabrée et de ce cortège syphilitique, je partageais l'opinion et les craintes du professeur Blandin; je redoutais, en effet, une mort prochaine; ce qui, je l'avoue, était peu rassurant pour moi, qui, à cette époque, débutais dans l'hydrologie médicale, où, comme à tout début, il importe, d'être entouré de succès et non de revers.

D'après mon conseil, on procura un logement à un rez-de-chaussée bien exposé et situé à peu de distance de l'établissement Thermal, on rencontra bien sous tous les rapports; cet Anglais fut logé chez M. Fadeuilhe (Laurent), libraire, où il trouva tous les soins désirables.

Après deux jours de repos, je le fis porter au pavillon Richard, les garçons des bains furent effrayés en voyant l'état cadavérique de cet Anglais, ils craignaient qu'il n'expirât dans le bain. Il y resta, toutefois, demi-heure, il y prit un biscuit trempé dans du vin de Bordeaux.

Toutes les précautions étaient prises pour le sortir du bain et le rapporter dans son lit.

Plusieurs fois par jour ses domestiques lui injectaient de l'eau sulfureuse de la Reine dans la cavité buccale et nasale, afin d'en déterger les ulcérations grisâtres sanieuses, à mauvais aspect.

Le matin, à jeûn, il buvait un demi-verre d'eau sulfureuse Richard; bientôt après, un verre en deux fois; on continua régulièrement de le porter aux bains Richard, température, 29° R., en s'entourant des mêmes précautions.

Au cinquième bain, il y resta quarante-cinq minutes, et déjà ce malade se trouvait infiniment mieux, il buvait deux verrées d'eau sulfureuse et la digérait très bien.

Au dixième bain, cet Anglais put se lever, la digestion avait repris de l'énergie, il mangeait une et deux côtelettes de mouton à ses repas.

Continuation des bains Richard, durée une heure; pendant le bain, on lui servait une tasse de bouillon et un verre de vin de Bordeaux.

Vingt jours après son arrivée à Luchon, cet Anglais était méconnaissable en sa faveur; les ulcérations de la gorge et du pharynx avaient changé d'aspect, elles prirent une couleur de jambon, on voyait les bourgeons se former. Le poulx marquait soixante-cinq pulsations plus énergiques; la physionomie du malade était rayonnante, on voyait qu'il renaissait à la vie et à l'espérance; il avait pris des forces, il pouvait se lever et promener dans son salon; il y avait six mois qu'il n'en avait fait autant. Augmentation du régime alimentaire en le tenant toujours aux viandes rôties et grillées, bons potages, vin de Bordeaux, et par temps, un verre de vin d'Espagne.

A partir de ce moment, cet Anglais fesait tous les jours, en chaise à porteur, une et deux heures de promenade dans les vallées. Continuation des mêmes moyens. Ce malade gagnait tous les jours en force et en énergie. Appétit bon, digestion facile, sommeil passable, sécrétion urinaire abondante, la peau était moite, élastique, tandis qu'à son arrivée, elle était sèche, parcheminée (1).

On était à la fin du mois d'août, quarante-cinq jours depuis l'arrivée à Luchon.

Je prescrivis les pilules suivantes ;

Proto-iodure de mercure,	1 gramme,
Extrait de genièvre,	2 grammes,
Sub. inerte,	q. s.

à diviser en trente pilules.

Le malade en prit deux, puis quatre par jour, il les supporta très bien ; continuation des bains et de la boisson Richard.

Cet Anglais, arrivé à Luchon se mourant, dévoré par une cachexie syphilitique, avait repris des forces telles que, vers la fin de septembre, il fesait à pied des promenades d'une heure et plus; tandis qu'à son arrivée à Luchon, il ne

_____

(1) Les plaies et les ulcères étaient pansés avec de l'onguent hydrargiré.

pouvait se tenir assis sur son lit, tant il était
affaibli.

Au commencement d'octobre, il avait pris
soixante-trois bains Richard, et bu au moins
quarante litres d'eau sulfureuse.

Toutes les plaies étaient en voie de guérison;
les exostoses seules restaient stationnaires ; on
les frictionnait avec l'onguent hydrargiré. —
Continuation des pilules au proto-iodure de mercure, un décigramme par jour,(1).

Enfin, nous quittâmes ensemble Luchon le 9.
octobre. Je l'accompagnai jusques à Toulouse,
où nous nous séparâmes, lui, content et heureux
de l'amélioration extraordinaire qu'il avait obtenue en trois mois de séjour à Luchon, et moi,
méditant sur la cure merveilleuse due à l'action
des eaux thermales sulfureuses, et opérée chez
un individu atteint d'une cachexie syphilitique,
voué à une mort prochaine qui paraissait inévitable.

Cet Anglais partit pour Marseille, et de là
s'embarqua pour Alexandrie, où il allait rejoindre
un de ses frères.

_____

(1) Il les supportait très bien; il en avait déjà pris quatre
grammes. Toutefois, je lui prescrivis d'en cesser l'usage au
sixième gramme, et de recourir à l'iodure de potassium,
et, plus tard, à l'iodure de fer.

Il avait amené avec lui un jeune homme de Luchon ; mais celui-ci le quitta à Malte ; il fut pris de nostalgie, voulut retourner dans ses montagnes, où il a repris son métier de guide.

Un an après, cet Anglais me donna de ses nouvelles ; il m'écrivit qu'il se trouvait très bien, qu'il allait accompagner son frère dans les Indes, où il était appelé pour y remplir une mission de son gouvernement ; qu'un jour il viendrait me trouver à Luchon. Je n'ai plus eu de ses nouvelles.

En commentant cette Observation, on me pardonnera quelques détails et les expressions dont je me suis servi de *médication héroïque* et de *cure miraculeuse* attribuée à l'action des eaux sulfureuses.

En effet, je le demande, quel autre moyen thérapeutique aurait pu obtenir un semblable résultat, en si peu de temps, chez un individu anémique, se mourant d'une cachexie syphilitique et mercurielle, si l'on veut ; car cet Anglais avait suivi plusieurs traitements mercuriels et iodurés ?

Pour moi, je l'avoue, je n'en connais pas ; c'était aussi l'opinion du professeur Blandin, tant cet habile et célèbre chirurgien de l'Hôtel-Dieu fut impressionné par le résultat extraordinaire dû à l'action des eaux sulfureuses, et opéré chez

son malade qu'il croyait voué à une mort prochaine et inévitable.

Qu'on ne pense pas que ce soit là un fait unique , isolé (seulement celui-ci est hors ligne) ;
nous dirons, au contraire, que c'est une des
grandes propriétés reconnues aux eaux thermales
sulfureuses de relever rapidement les forces dé-
tériorées par une cachexie syphilitique , ou par
l'abus prolongé de préparations mercurielles, ou
enfin par suite d'une supuration abondante.

Cette opinion sur les eaux thermales sulfureuses
est, du reste, très ancienne. Voici, à ce sujet, ce
que raconte Bordeu (François), frère de l'illustre
Théophile : « Mon père m'a assuré avoir vu
» quelques-uns de ces pauvres malades , vrais
» squelettes vivants , pâles , décharnés , lan-
» guissants , ayant de la peine à se soutenir ,
» qui , par l'usage de nos eaux , reprennent peu
» à peu leur appétit , leurs forces et leur em-
» bonpoint. Cette vertu est une des plus remar-
» quables et des plus anciennement connues de
» nos eaux (1). »

Je pourrais , pour ce qui me concerne , citer
des faits nombreux analogues ; mais la spécialité
de ce travail ne le comporte pas ; toutefois , je

_____

(1) Voyez Bordeu (François) , Précis d'Observations.

ne puis m'empêcher de raconter succinctement le fait suivant, bien que la syphilis n'y soit pour rien.

Fin juillet 1847. M. X., riche et honorable banquier d'une des villes du Midi, arriva à Luchon dans sa chaise de poste, étendu sur un matelas ; il était accompagné de sa dame et d'un docteur, son ami.

A première vue, je ne le reconnus pas, tant il était amaigri ; c'était un véritable squelette vivant. Exsangue, pouls petit, filiforme, cinquante pulsations ; insomnie, inappétence ; son état était des plus alarmants, la vie s'éteignait.

M. X. avait été atteint d'un abcès énorme qui s'était formé sous l'aponévrose crurale, à la partie supérieure et externe de la cuisse droite. — Le professeur Serres, de Montpellier, prématurément enlevé à la science, fut appelé et l'opéra.

En quittant le malade, ce chirurgien avait laissé à sa famille le pronostic le plus funeste : il le croyait perdu sans ressource.

M. X., qui était venu plusieurs fois à Luchon, exigea, malgré son état anémique, qu'on l'y transportât, et bien lui en valut.

A peine eut-il pris quatre bains Richard, 29° R, qu'il se trouva mieux. Plusieurs fois par jour,

5

on injectait de l'eau sulfureuse dans ce vaste foyer, d'une étendue de cinquante centimètres.

Au quinzième bain, le malade se trouvait très bien, il pouvait se lever, promener dans sa chambre. L'appétit était revenu, il mangeait et digérait bien. Sommeil bon. Les forces augmentaient ; ce mieux se soutint et marcha progressivement.

Enfin, pour ne pas entrer dans de plus longs détails, M. X. partit de Luchon cinquante-cinq jours après son arrivée. Il suffira de dire qu'il put, en se promenant, faire ses visites d'adieu, donnant le bras à sa dame.

Pour ceux qui l'avaient vu à son arrivée, il produisit l'effet d'une résurrection.

Depuis cette époque, sa santé continua de se fortifier. Aujourd'hui, il est on ne peut mieux portant ; il vient tous les ans à Luchon prendre une vingtaine de bains (1).

Pour toute réflexion, je rappelle que le pronostic de l'habile chirurgien de Montpellier se serait réalisé, si M. X. n'était venu réclamer les secours puissants des eaux sulfureuses qui, seules, je ne crains pas de le dire, ont pu ranimer la vie qui s'éteignait chez lui.

(1) Il a fait partie de la dernière Assemblée Législative.

8me Observation.

**Cachexie syphilitique. — Accidents secondaires et ter-
tiaires, ayant résisté au traitement mercuriel et à
l'iodure de potassium. — Usage des eaux sulfureuses,
plus tard, combinées avec les préparations mercurielles. — Amélioration rapide. — Guérison.**

M. R…, des environs de la Rochelle, âgé de
trente-quatre ans, négociant, ayant fait plusieurs
voyages d'outre-mer, vint à Luchon dans le
courant de juillet 1847.

Il était atteint aux jambes de taches syphilitiques caractéristiques (psoriasis), d'une carie
des os du nez, *le vomer était détruit*. Le voile
du palais portait la trace d'une ulcération guérie.
Exostose très prononcée au-dessus de l'arcade
orbitaire gauche, douleurs ostéocopes, insomnie,
perte d'appétit, amaigrissement considérable,
teint pâle, grande frayeur, moral abattu, décou-
ragement.

Historique. Par suite de plusieurs maladies
syphilitiques, contractées en Amérique (gonorrhée et chancres, dont le traitement avait été
négligé), ce malade, fort et robuste jusqu'à l'âge
de vingt-huit ans, s'aperçut que ses forces di-
minuaient ; il devint souffrant. Bientôt après,

des taches rougeâtres squameuses apparurent sur la poitrine, aux jambes, point de démangeaison. Plus tard, les os du nez devinrent douloureux, se tuméfièrent et s'ulcérèrent ; cet organe s'affaissa, le vomer fut détruit. Apparition de l'exostose du coronal et de deux chancres au voile du palais.

Ce malade fut soumis à l'usage des préparations mercurielles, des sudorifiques et de l'iodure de potassium. Ce traitement dura près de deux ans, sauf quelques intervalles de repos.

Après ce long traitement, qui avait affaibli considérablement les forces du malade, les taches de la poitrine et celles des jambes avaient presque disparu, les ulcères du voile du palais étaient cicatrisés.

Depuis quelque temps les autres symptômes de la syphilis restaient stationnaires. C'est ce qui motiva son voyage dans les Pyrénées.

D'après son récit, je le soumis immédiatement à l'usage des eaux sulfureuses en boisson, bains et douches générales, injections dans les fosses nasales, régime tonique, promenades dans les montagnes, il fallait avant tout relever les forces vitales de ce malade.

Vingt-cinq jours après ce traitement sulfureux, continué sans interruption, ce syphilisé avait repris une vigueur très prononcée, il avait bon appétit, digérait très bien, sommeil réparateur. Cet état de choses releva son moral.

Les ulcérations du nez étaient en voie de guérison, les taches des jambes persistaient, l'exostose du coronal était dans le *statu quo*, les douleurs ostéocopes avaient complétement disparu. C'est alors que je jugeai convenable de recourir aux préparations mercurielles. Prescription, deux grammes de proto-iodure de mercure en quarante pilules, deux, trois et quatre par jour, progressivement. Continuation des bains sulfureux, frictions avec l'onguent hydrargiré sur l'exostose.

Vingt jours, à partir de ce traitement mercuriel combiné avec les eaux sulfureuses, les ulcérations du nez étaient cicatrisées; les taches des jambes avaient pâli, la plupart étaient noirâtres; la santé du malade était très bonne, point de dérangement du côté du tube digestif.

L'exostose du coronal, où nous fesions donner des douches en arrosoir, persistait toujours, mais elle semblait diminuer.

Ce malade partit le 25 septembre très content, emportant l'espoir qu'il guérirait de la tumeur osseuse. Je lui conseillai de continuer longtemps les frictions mercurielles, et d'avoir recours, plus tard, à l'iodure de potassium, vingt-cinq à

trente grammes dans un litre de sirop de salsepareille.

Il avait pris soixante bains sulfureux et bu au
moins cinquante litres d'eau sulfureuse. Je l'engageai de revenir à la saison suivante.

Il m'écrivit au mois de mai suivant 1848,
m'annonçant que sa santé était très bonne ; la
tumeur osseuse avait presque disparu, plus de
taches ni d'ulcérations ; sa joie était grande.

Il regrettait de ne pouvoir revenir à Luchon,
ses affaires commerciales ne le lui permettant
pas. Il me pria de lui faire envoyer vingt-cinq
bouteilles d'eau sulfureuse, ce donc s'acquitta
M. Sapène, son pharmacien.

Les réflexions que fait naître cette observation rentrent dans les considérations exposées
dans la précédente. En effet, en se rappelant
l'état dans lequel se trouvait ce syphilisé à son
arrivée à Luchon, et le résultat obtenu, on
est forcé de reconnaître la puissance adjuvante
des eaux sulfureuses pour rétablir les forces
chez un individu anémique, soit que cet état
anémique provienne du virus syphilitique,
soit qu'il résulte d'un traitement mercuriel prolongé, etc.

9me Observation.

Ulcérations, — Caries syphilitiques chez un individu scrofuleux. — Traitements mercuriels et iodurés. — Très peu d'amélioration.— Eaux sulfureuses combinées avec un traitement mercuriel. — Amélioration rapide. — Guérison.

En juin 1849 , le nommé S... , des environs de Pampelune (Espagne), vint à Luchon pour y suivre un traitement sulfureux ; il était âgé de trente ans , tempérament nerveux lymphatique, atteint de scrofules ; on remarquait à la partie supérieure des deux côtés du cou des cicatrices adhérentes caractéristiques. — Du reste, d'après le récit du malade, il y a du vice scrofuleux dans sa famille ; ses frères et sœurs en sont atteints.

En 1842 , étant à Madrid , il lui survint plusieurs chancres au prépuce et une gonorrhée. Un habile médecin de cette capitale lui fit suivre un traitement mercuriel.

Cinq ans après (1847), se trouvant à Paris , il fut de nouveau atteint d'un chancre profond au gland ; on y voit la cicatrice. On lui fit suivre un traitement mercuriel, ce chancre se cicatrisa avec difficulté, il dura près de trois mois.

En 1849, rentré chez lui, en Espagne, il devint souffrant ; douleurs vagues dans les membres ; bientôt après, apparition de tumeurs douloureuses aux jambes. Plus tard, il en apparut à la partie antérieure du sternum. Ces tumeurs suppurèrent, il en résulta des plaies. Plusieurs ulcérations se formèrent au coude-pied droit et aux malléoles du même côté.

Le médecin Espagnol et un confrère de Bayonne, fixés sur la nature de ces ulcérations (vice scrofuleux uni à la syphilis), prescrivirent un traitement mercuriel, remplacé plus tard par l'iodure de potassium à haute dose, trois, quatre et cinq grammes par jour.

Après huit mois de ce traitement, suspendu par intervalles, le résultat étant peu satisfaisant, ils l'envoyèrent aux eaux sulfureuses des Pyrénées ; à son arrivée à Luchon, on constatait ce qui suit :

Gonflement à la partie supérieure du sternum, trois ulcérations, bosselures aux deux tibias, ulcérations avec carie de l'os, cinq ulcérations au coude-pied droit ; celles des malléoles étaient presque cicatrisées. Santé délabrée.

D'après la constitution de ce malade et l'historique qu'il nous fit, je partageai l'opinion des médecins, qui considéraient ces ulcérations comme étant de nature scrofuleuse et syphilitique.

En conséquence, je prescrivis : boissons et bains sulfureux Richard. Pendant le bain, douches en arrosoir sur les tumeurs et les ulcérations, pansements et frictions avec la pommade d'iodure de soufre ; régime très-tonique ; promenades à cheval dans les montagnes, son domestique l'y accompagnait.

Après vingt-cinq bains et la boisson sulfureuse, les plaies avaient pris un bel aspect, digestion facile, la sécrétion urinaire était abondante, et la peau fonctionnait très-bien : cela étant, prescription du proto-iodure de mercure, cinq centigrammes, par pilule, deux et quatre par jour.

Deux mois et demi après ce traitement, interrompu de temps à autre, ce malade était méconnaissable : il avait doublé en force et en vigueur. Les plaies étaient en général en voie de guérison, quelques-unes étaient cicatrisées ; le gonflement du sternum et les bosselures des jambes persistaient ; toutefois, il y avait amélioration.

Continuation des pilules, de la boisson et des bains sulfureux ; on variait, tantôt les bains Richard ; d'autrefois, Reine et Grotte froide, 28º R.

Cet Espagnol quitta Luchon, le 15 septembre, après un séjour de trois mois. Il partit radieux et content, il avait pris soixante-dix bains et bu environ soixante litres d'eau sulfureuse ; il avait avalé cent pilules d'iodure de mercure.

A son départ, les plaies du sternum, des malléoles et du coude-pied étaient cicatrisées, à peu de chose près ; les ulcérations du tibia résistaient, toutefois elles tendaient à la cicatrisation ; il y avait amélioration dans les bosselures du sternum et du tibia.

Recommandation au malade de continuer les frictions avec l'onguent hydrargiré, additionné d'extrait de belladonne ; faire usage de quelques bouteilles de sirop de salsepareille, avec addition de trente grammes d'iodure de potassium par litre. Régime tonique, revenir aux eaux sulfureuses, ou bien, aux bains de mer ; du reste, de prendre l'avis de ses médecins, très capables de le diriger.

L'année suivante, cet Espagnol revint à Luchon, joyeux et bien portant. Plus d'ulcérations ; cicatrices adhérentes, gonflement à peine sensible au sternum et au tibia.

Il se plongea de nouveau dans les bains sulfureux Reine et Grotte, 28º R. Boisson et source du Pré n° 1 (1). Régime tonique, promenades et courses à cheval dans les montagnes.

Arrivé le 10 juillet, il partit de Luchon le 15 août, parfaitement lessivé ; se rendit à Biarritz pour y prendre quelques.bains de mer.

J'ai reçu de ses nouvelles en mai 1851. Guérison consolidée.

Cette dernière observation, comme les deux qui la précèdent, confirme, d'une manière évidente, la puissance adjuvante des eaux sulfureuses dans le traitement des accidents syphilitiques, consécutifs, secondaires ou tertiaires, soit qu'il y ait cachexie syphilitique, soit que cette affection existe chez un individu scrofuleux.

A ces faits, je vais y joindre l'observation sui-vante, bien qu'il y ait incertitude sur la nature de l'affection.

10ᵐᵉ Observation.

Pustules d'ecthyma-syphilitique à la tête — Ulcérations aux jambes. — Gonflement au tibia droit. — Leuchorrée. — Tempérament lymphatique-scrofuleux.

Au mois de juin 1851, la nommée R..., de Toulouse, modiste, âgée de vingt-cinq ans, me fut

(1) Cette source était nouvellement découverte ; elle est très riche en sulfuration.

adressée par mon ancien camarade et ami, le docteur Carrel, son médecin.

Cette fille, d'un tempérament lymphatique, système ganglionnaire très-développé, était atteinte de pustules d'ecthyma au cuir chevelu, de plusieurs ulcérations situées aux jambes ; ces ulcérations étaient taillées à pic, fond grisâtre, dimension un à deux centimètres. Gonflement volumineux au tibia droit ; écoulement leuchorréique abondant.

L'aspect des ulcérations, le gonflement du tibia, les pustules d'ecthyma à la tête et les antécédents de cette modiste, qui avait été exposée, plus d'une fois, à contracter la syphilis, firent croire à une affection syphilitique constitutionnelle, malgré la dénégation de cette malade, qui persistait à dire qu'elle n'avait jamais eu la vérole ; seulement elle croyait se rappeler qu'elle avait eu un *échauffement*, à l'âge de dix-neuf ans.

L'examen des parties génitales et du col de l'utérus ne nous apprirent rien de particulier.

Quoi qu'il en soit, je partageai l'opinion de son médecin, praticien habile et judicieux (1). Cette

(1) Avant de l'envoyer à Luchon, ce confrère avait, pendant quarante-cinq jours, soumis cette fille à un traitement mercuriel et ioduré. L'amélioration obtenue fut peu satisfaisante.

fille prit le matin, à jeûn, deux et quatre verrées d'eau sulfureuse, source du Pré n⁰ 1, bains Bordeu, 28°, régime tonique, promenades dans les vallées.

Six jours après, je fis ajouter à chaque verrée d'eau sulfureuse, vingt-cinq centigrammes de chlorure de sodium, et dans le bain cinq cents grammes de cette substance ; injections vaginales, douches en arrosoir sur les ulcérations avec l'eau du bain, elle se servait de l'irrigateur Eguysier.

Ce traitement sulfureux et chloruré fut suivi pendant dix-huit jours sans interruption.

10 *Juillet*. Apparition des règles. Cessation des bains, continuation de la boisson sulfureuse chlorurée. Sous l'influence de cette médication il y eut un mieux général : les plaies avaient pris un très bel aspect ; cicatrisation commençante, la tumeur du tibia paraît diminuer, amélioration de l'écoulement leuchorréique ; l'appétit est plus prononcé, la digestion facile : *Mon estomac est devenu chaud*, disait-elle.

15 *Juillet*. On reprend le traitement sulfureux : prescription des pilules de proto-iodure de mercure, cinq centigrammes chaque, deux et quatre par jour.

Craignant une réaction chimique, suivant

l'opinion de M. Mialhe, je fis suspendre le chlorure de sodium en bains et en boisson. Il est
vrai, que ce chimiste et habile pharmacien a
reconnu que l'iodure mercureux est un des composés de mercure sur lesquels les dissolutions
chloro-alcines réagissent avec le moins d'intensité (1).

5 *Août*. Vingt jours, à dater de ce traitement
sulfureux et mercuriel, cicatrisation complète des
plaies de la jambe et disparition des pustules
d'ecthyma ; la tumeur gommeuse du tibia a diminué de moitié ; amélioration considérable dans
l'écoulement leuchorréique. Santé parfaite.

11 Août, *Menstruation*. — Cette fille partit de
Luchon le 13, après un séjour de cinquante-
sept jours, ayant pris quarante-cinq bains sulfureux, dont douze chlorurés, et ayant bu cinquante litres d'eau sulfureuse pure ou addition-
née de chlorure de sodium.

Je lui remis une note pour son médecin, dans
laquelle je conseillais de continuer les pilules de
proto-iodure de mercure et de faire des frictions
mercurielles sur le gonflement du tibia. Plus tard,
si on le jugeait convenable, de faire prendre

(1) Mialhe, Recherches chimiques sur les mercuriaux,
page 14.

quelques grammes d'iodure de potassium dans
du sirop de salsepareille.

J'ai revu cette fille en avril 1852, elle est
parfaitement guérie. Plus d'ulcérations, cicatrices adhérentes, léger gonflement au tibia. L'é-
coulement leuchorréique a repris, il est même
assez abondant ; il est, on peut le dire, inhé-
rent à la constitution de cette jeune personne.

Cette observation, où ont manqué les signes certains d'une infection vérolique primitive, peut faire naître des doutes sur la
nature syphilitique attribuée aux ulcérations des
jambes, aux pustules d'ecthyma du cuir chevelu
et au gonflement du tibia, d'autant mieux que
le traitement ioduré et mercuriel, suivi pendant
un mois et demi à Toulouse, n'avait procuré
qu'une légère amélioration ; tandis que le traitement sulfureux et chloruré suivi pendant vingt-
cinq jours, avait produit une amélioration très
prononcée ; à tel point, que j'ai regretté d'avoir
suspendu le chlorure de sodium ; il est possible
que j'eusse obtenu un résultat complet par cette
médication chloro-sulfureuse (1).

(1) A la première occasion, je me propose de vérifier si
par la combinaison sulfureuse et chlorurée, on peut obtenir

Quoi qu'il en soit, on a vu que la cicatrisation des ulcères a continué de marcher rapidement sous l'empire du traitement sulfureux et mercuriel, et, soit qu'il y eût seulement vice scrofuleux, soit qu'il y eût aussi vice syphilitique, ce qui est très probable (la physionomie des ulcérations portait à le croire), toujours est-il que le traitement combiné sulfureux, chloruré et mercuriel, a obtenu un succès complet et rapide chez cette jeune fille. C'est pour cela que j'ai voulu citer cette observation à côté de celles qui démontrent la puissance adjuvante des eaux sulfureuses dans le traitement des accidents syphilitiques scrofuleux.

Je possède six autres observations parfaitement concluantes, où des individus, atteints d'accidents consécutifs secondaires et tertiaires, qui avaient résisté à l'usage des mercuriaux et de l'iodure de potassium, ont obtenu une guérison assez rapide par le concours des eaux sulfureu-

une guérison rapide et radicale chez un individu scrofuleux atteint d'accidents syphilitiques authentiques.

Pour ce qui est des ulcérations purement scrofuleuses, l'expérience est faite ; je possède plusieurs faits où, par l'action des eaux sulfureuses et l'addition du chlorure de sodium en bains et en boisson, j'ai obtenu des résultats très-concluants.

ses, combinées plus tard, avec le proto-iodure de mercure et quelquefois avec l'iodure de potassium (1).

Bien que je me sois prescrit de ne citer, dans ce travail clinique, que des faits observés par moi, cependant, je crois devoir mentionner quatre observations, publiées et suivies de réflexions très judicieuses, par mon honorable ami, M. Dassier, médecin de l'Hôtel-Dieu et directeur de l'Ecole de Médecine de Toulouse (2). Ces faits confirment la puissance adjuvante des eaux thermales sulfureuses dans le traitement de la vérole constitutionnelle. Voici le sommaire de ces observations.

1re *Observation*. — Syphilides tuberculeuses survenues plusieurs années après des chancres, inutilement traitées par les moyens ordinaires. Guérison sous l'influence combinée de l'iodure de potassium et des eaux sulfureuses d'Ax. — Quatre-vingts bains, soixante litres d'eau en boisson.

2me *Observation*. — Syphilis constitutionnelle longtemps ignorée, ulcères des fosses nasales, nécrose, douleurs ostéocopes, infructueusement

(1) J'emploie rarement l'iodure de potassium concurremment avec les eaux sulfureuses.

(2) Journal de Médecine de Toulouse, année 1851.

traités par les moyens rationnels, guéris par l'iodure de mercure et l'usage des eaux de Luchon. — Soixante bains, cinquante litres d'eau sulfureuse.

3me *Observation* — Rhumatisme et autres accidents syphilitiques, ayant d'abord résisté aux eaux de Barèges, guéris plus tard par les mêmes eaux combinées avec les préparations mercurielles et l'iodure de potassium.

4me *Observation.* — Ecthyma chronique lié à un vice syphilitique, inutilement traité par les moyens ordinaires, guéri par l'usage simultané de l'iodure de potassium et des eaux de Luchon. — Quarante-cinq bains, trente litres d'eau.

§ V.

Dans le précédent paragraphe, j'ai eu pour but de prouver, par des faits significatifs, concluants, quelle était la puissance adjuvante des eaux thermales sulfureuses chez des individus atteints de cachexie syphilitique, ou bien lorsque la syphilis a fait alliance avec une constitution scrofuleuse.

Dans ce paragraphe, je me propose de citer

quelques observations d'individus atteints d'accidents syphilitiques secondaires ou tertiaires, sans autre complication que la syphilis, traités et guéris par l'usage des eaux sulfureuses et les préparations mercurielles.

11me Observation.

Psoriasis syphilitique datant de sept ans, traité et guéri par les eaux sulfureuses et le proto-iodure de mercure.

Mme de X..., âgée de trente-six ans, assez forte constitution, mariée depuis deux ans en secondes noces, ayant fait une fausse couche un an après son second mariage, vint à Luchon en juillet 1850 pour se guérir d'une maladie cutanée, consistant en plaques squameuses, nombreuses, rougeâtres, lenticulaires, dimension, cinq à vingt millimètres, très peu de démangeaison.

Ces taches étaient situées à la tête, au front, au dos, aux avant-bras et surtout aux jambes.

Bien qu'un médecin (1) eût diagnostiqué un psoriasis *guttata*, qui devait guérir par l'usage

_____

(1) Ce confrère avait employé sans succès, pendant plus d'un an, divers moyens thérapeutiques non mercuriels.

seul des eaux sulfureuses ; cependant , à l'absence du prurit , à l'aspect et à la couleur des taches où nous aperçûmes autour de quelques-unes le liseret blanc caractéristique , nous leur soupçonnâmes une origine syphilitique.

Le mari, questionné en particulier et avec prudence , déclara franchement n'avoir jamais eu ni écoulement, ni chancres , ajoutant : il n'en a pas été de même , à ce qu'on raconte , du premier mari , ancien officier de la garde royale ; ce fut un éveil pour moi.

Interrogée, à son tour , de quelle époque datait l'apparition de ces taches , cette dame répondit qu'il y avait sept ans , un an avant la mort de son mari.

Peu nombreuses à leur début , ces taches avaient surtout augmenté depuis un an , immédiatement après la fausse couche.

J'ai eu deux enfants , dit-elle , de mon premier mari , tous deux moururent en nourrice à l'âge de trois ou quatre mois. Ces enfants étaient chétifs en venant au monde.

Mon mari a été longtemps malade ; il est mort d'une décomposition du sang , au dire des médecins.

Pour lors , je lui fis part de mes soupçons sur la nature de sa maladie herpétique, elle n'en parut pas étonnée; un médecin de Bordeaux , qu'elle avait consulté lors de son passage dans cette ville, lui en avait parlé.

L'utérus et les parties génitales furent examinées : j'aperçus des granulations au col , et des plaques muqueuses aux petites lèvres.

Plus de doute sur la nature syphilitique de la maladie cutanée ; en conséquence, cette dame prit des bains Reine et Blanche 28°, quelques douches générales en arrosoir et deux verrées d'eau sulfureuse Buvette Richard, frictions sur les plaques muqueuses avec la pommade au calomel, injections vaginales.

17 *Juillet*. Huit jours après ce traitement sulfureux, les taches paraissaient plus animées, point de prurit ; prescription , proto-iodure de mercure, un gramme en quarante pilules, deux, trois par jour, continuation des bains , des douches et de la boisson sulfureuse.

Apparition des menstrues , cessation des bains, on continue les pilules et la boisson sulfureuse.

2 *Août*. Reprise des bains et des douches , continuation des pilules, quatre et cinq par jour. — Le 15, mieux évident, grand nombre de taches ont disparu , on continue les mêmes moyens thérapeutiques.—Le 22 , apparition des

règles ; elles ont avancé de quatre jours.—Le 28, reprise des bains ; on n'avait pas discontinué la boisson et les pilules.

5 *Septembre*. On apercevait quelques taches noirâtres, les autres ont disparu.

Cette dame quitta Luchon, à peu près débarrassée de sa dartre ; elle avait pris quarante-deux bains, quinze douches, et avait avalé quarante litres d'eau sulfureuse, et en pilules cinq grammes de proto-iodure de mercure. Les gencives n'avaient pas été un instant congestionnées.

Les plaques muqueuses et les granulations du col de l'utérus, que j'avais légèrement cautérisé une fois, avaient entièrement disparu.

Elle partit, le 8 septembre, bien portante et enchantée des eaux de Luchon. Je lui prescrivis de continuer pendant quelques jours les pilules de proto-iodure de mercure, d'en faire autant au retour du printemps, et de revenir aux eaux sulfureuses pour se lessiver complétement.

En juillet 1851, cette dame revint, accompagnée de sa femme de chambre. Plus de taches sur son corps ; elle avait suivi ponctuellement mes conseils ; reprit le traitement sulfureux, bains, douches et boisson ; régime doux.

10 *Août* 1851. Ayant pris vingt bains, huit

douches générales, deux étuves et vingt litres
d'eau sulfureuse, cette dame, parfaitement les-
sivée, repartit, emportant un souvenir recon-
naissant pour les sources de Luchon, etc.

Cette observation offre de l'intérêt, en ce sens
que la guérison de cette syphilide, datant de
sept ans, a été guérie assez rapidement par l'usage
des eaux sulfureuses combinées avec le proto-
iodure de mercure. On peut ajouter que cette
guérison est consolidée, puisque, un an après,
ayant fait usage des eaux sulfureuses en bains,
boisson et douches, il n'est pas apparu de nouvelles taches syphilitiques.

D'un autre côté, cette observation, analysée
dans un autre sens, fait naître la réflexion suivante : Il est probable que les deux enfants chétifs de son premier mariage, morts en nourrice,
ont succombé d'une syphilis héréditaire.

En outre, la fausse couche survenue depuis
son second mariage, alors que cette dame était
atteinte d'une syphilis constitutionnelle, plaide
en faveur de l'opinion des médecins, qui consi-
dèrent la syphilis comme une des causes de
l'avortement.

Enfin, pour dernière déduction, les plaques
muqueuses des petites lèvres et les granulations
du col de l'utérus, d'une date antérieure au second

mariage, viennent à l'appui de cette loi émise
par M. Ricord, que les accidents syphilitiques
secondaires ne sont pas contagieux. On a vu, en
effet, que le second mari n'avait jamais rien eu
de syphilitique, malgré les plaques muqueuses
situées aux petites lèvres de sa femme.

12me Observation.

**Syphilide squameuse.—Périostose du tibia.—Guérison
par les eaux sulfureuses et l'iodure de mercure. —
Exemple des conséquences de la syphilis pour la
progéniture.**

M. S.., de Bordeaux, négociant (tempérament
bilioso-sanguin, forte constitution), ayant habité
la Havane pendant plusieurs années, vint à
Luchon avec sa femme et son enfant. — Juillet
1849.

M. S... était atteint de plaques légèrement
squameuses, rougeâtres, oblongues; dimension
un à deux centimètres, très peu de démangeaison.

Ces plaques étaient situées au dos, quelques-
unes aux avant-bras, le plus grand nombre aux
jambes. En outre, les deux tibias étaient bos-
selés et sensibles à la pression.

L'enfant, âgé de trois ans, était d'une constitution lymphatique, système ganglionaire développé, membres grêles, teint pâle, ventre volumineux. Cet enfant fesait contraste avec la santé de la mère, femme bien portante et fortement constituée.

Historique. Ce négociant fut atteint, à la Havane (1839), de deux chancres au prépuce, suivit un traitement mercuriel et fut bientôt guéri.

En 1843, il fut atteint de nouveau d'une gonorrhée et de plusieurs chancres au prépuce et au gland, où l'on voit une cicatrice assez large; le frein de la verge est détruit. Il fut traité par un habile médecin de la Havane : deux mois après il était guéri.

1844. Rentré en France, il se maria l'année suivante. Sa santé était parfaite. Du reste, cet homme est bien constitué, et n'a jamais été malade.

1846. Sa femme mit au monde le seul enfant qu'ils ont ; elle-même le nourrit. Quelque temps après sa naissance, cet enfant se couvrit de gros boutons aux membres inférieurs. Il lui vint du mal à la tête et derrière les oreilles.

Malgré tous les soins et du lait en abondance (la mère, femme bien constituée, était bonne nourrice), cet enfant ne fut jamais d'une belle carnation ; les chairs étaient molles, teint pâle,

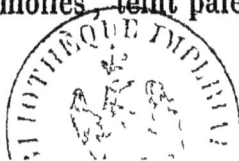

membres chétifs ; il avait seize mois lorsqu'il put à peine se tenir sur ses jambes.

1846. Le père s'aperçut de quelques taches qui avaient paru à ses jambes ; il n'y fit pas attention. Plus tard , il lui en vint aux avant-bras , enfin, au dos ; en outre , il ressentait des douleurs vagues pendant la nuit.

Décembre 1847. Il consulta un médecin ; celui-ci lui répondit : C'est une affection dartreuse dont je vous débarrasserai au printemps.

L'hiver de 1848 se passe , le malade ne songe a pas à sa dartre ; il était trop préoccupé de ses affaires, qui l'obligèrent de partir pour la Havane.

Rentré en France par le Hâvre , il se rendit à Paris , consulta M. Ricord , qui lui dit : *Votre dartre est une vérole constitutionnelle* , lui prescrivit un traitement , qui fut suivi très imparfaitement.

En mai 1849, un de ses amis , qui avait été guéri à Luchon d'une syphilide , me l'adressa. M. S... était dans l'état que nous avons décrit.

12 *Juillet.* Prescription : Bains Reine et Froide, 28°, douches générales, 32°, deux verrées d'eau sulfureuse Richard ; régime doux.

Huit jours après , les taches étaient plus nombreuses ; il en était survenu à la poitrine et

quelques-unes à la tête. Léger écoulement urétral
(cela arrive assez souvent).

20 *Juillet*. Je prescris : Proto-iodure de mercure, trois grammes en soixante pilules , deux à
quatre par jour, frictions avec l'onguent hydrargiré aux jambes ; continuation du traitement
sulfureux.

5 *Août*. Quelques taches ont pâli , l'écoulement
a cessé , plus de douleurs ostéocopes.

30 *Août*. Un grand nombre de taches ont disparu ; celles qui restent sont ternes ; les bosselures sont moins sensibles à la pression.

Le malade étant d'un tempérament sanguin et
irritable , de temps en temps , il suspendait le
traitement sulfureux. Je le remplaçai par une
boisson adoucissante , tout en continuant les
pilules.

10 *Septembre*. Après deux mois de séjour,
ce malade repartit pour Bordeaux ; il lui restait
quelques taches presque noirâtres ; les bosselures
du tibia persistaient, mais elles étaient à peine
douloureuses à la pression.

Il avait pris quarante-quatre bains sulfureux,
quinze douches générales , deux bains d'étuve et
bu trente litres environ d'eau sulfureuse, il
avait avalé six grammes de proto-iodure de mercure.

Je lui remis une consultation , où je prescrivais de continuer le traitement mercuriel , sauf
à l'arrêter suivant les indications , de le reprendre au retour du printemps, et de revenir aux
eaux sulfureuses à la saison prochaine.

Il revint avec son fils (1850). Il nous dit
avoir pris quatre grammes de proto-iodure de
mercure , en deux reprises.

Plus de plaques rougeâtres sur son corps, on
n'apercevait que quelques taches noirâtres ; les
bosselures des jambes avaient considérablement
diminué ; plus de douleur à la pression.

M. S. prit vingt bains sulfureux, quatre douches générales , plusieurs douches légères en arrosoir sur les jambes qu'on frictionnait avec de
l'onguent hydrargiré , et avala deux grammes de
proto-iodure de mercure en cinquante pilules.

Il quitta Luchon bien portant, il n'était pas
apparu de nouvelles taches.

En passant la main sur les tibia, on sentait
encore des inégalités , mais c'était peu de chose,
il était évident que le virus syphilitique était
anéanti. Cessation de tout traitement mercuriel.

Revenons à l'enfant : celui-ci prit la première
année vingt bains Richard et dix bains Reine et
Blanche ; on lui fit avaler plusieurs litres d'eau
sulfureuse, source Richard et l'Enceinte , sirop

gentiane, régime très tonique, courses à âne et à cheval dans les montagnes.

Il était apparu quelques boutons rougeâtres qui disparurent.

Cet enfant se trouva très bien de son séjour à Luchon, le ventre était moins volumineux, on remarquait en lui plus de vigueur.

Je prescrivis de continuer le sirop de gentiane, et, par temps, de varier avec le sirop de salsepareille, additionné de cinq grammes d'iodure de potassium par cinq cents grammes de sirop ; — nourriture bonne, de recouvrir le corps de cet enfant de flanelle, et de le ramener aux eaux sulfureuses.

Il revint, comme nous l'avons dit : cet enfant était infiniment mieux, il était plus vif. Appétit bon, les jambes étaient raffermies.

Prescription : Bains Richard, boire de la source du Pré n° 1 ; sirop de gentiane, nourriture bonne, promenades dans les montagnes.

Cet enfant se trouva très bien de son second séjour à Luchon. J'engageai le père de le conduire l'année suivante aux bains de mer, si mieux il n'aimait le reconduire dans les Pyrénées.

1852. Deux ans après, cet enfant, bien portant, est revenu à Luchon avec sa mère : il a ·

pris dix bains Richard et douze bains Bordeu, il
buvait de l'eau source du Pré n° 1 ; par temps,
j'y fesais ajouter, à chaque verrée d'eau sulfureuse, vingt centigrammes de chlorure de sodium,
et dans son bain, deux cents grammes de cette
substance.

Il est reparti, se trouvant toujours très bien
de son séjour dans les montagnes.

Le père, me raconte sa femme, est bien portant, la dartre a disparu ; cette dame ignore
quelle en était l'origine.

Cette observation, comme la précédente, offre un double intérêt ; d'une part, nous avons
vu une syphilide assez promptement guérie par
les eaux sulfureuses et le proto-iodure de mercure ; guérison, on peut dire complète et radicale, puisque, trois ans après, il n'est pas apparu de plaques rougeâtres, ni aucun autre
symptôme syphilitique.

D'un autre côté, nous voyons ici un exemple
de la syphilis héréditaire, transmise par le père
qui, seul, est atteint de syphilis constitutionnelle, car la mère est saine et bien portante et
n'a rien en elle qui puisse faire supposer un
atome de virus syphilitique ; et cependant, malgré la belle et forte constitution du père et de
la mère, tous deux dans la force de l'âge, ils ont

donné naissance à un enfant chétif , lymphatique , presque scrofuleux. Cette détérioration dans la progéniture ne peut être attribuée qu'à la présence du virus syphilitique transmis par le père.

Quant à l'enfant , on a vu l'effet très-favorable produit en lui par l'action des eaux sulfureuses et des promenades dans les Pyrénées , etc.

N'importe, toutes les médications qu'on pourra employer, ne feront jamais de lui un individu fort et robuste , comme il l'eût été , si le père , en le procréant , n'avait été atteint de virus syphilitique.

Je m'arrête à ces deux observations ; il est inutile de décrire d'autres faits à l'appui , pour prouver uniquement la puissance adjuvante des eaux sulfureuses dans le traitement des accidents consécutifs de la syphilis avec le concours des préparations mercurielles ; je craindrais de tomber dans d'inutiles et fastidieuses redites.

On le sait, c'est un axiome pratique déjà très ancien, que le mercure administré concurremment avec les eaux thermales sulfureuses , acquiert un degré d'énergie bien supérieur à celui qui lui est ordinaire.

§ VI.

Quelquefois, il arrive qu'une affection syphilitique secondaire est liée avec une autre maladie herpétique. Cela étant, le diagnostic acquiert de l'importance afin de pouvoir prescrire un traitement rationnel.

Dans cette circonstance, s'il y a doute, les eaux sulfureuses sont d'un puissant concours pour en faciliter le diagnostic, et surtout le traitement. En effet, lorsque ces deux affections herpétiques, à physionomie à peu près identique, quoique de nature différente, existent simultanément chez un individu, on remarque que l'action des eaux thermales sulfureuses produit une réaction plus vive sur la dermatose spécifique, c'est-à-dire la syphilide ; celle-ci se ranime, devient plus luisante, tandis que l'autre maladie herpétique conserve l'aspect qui lui est propre. En outre, cette surexcitation détermine ordinairement un prurit plus prononcé dans la dermatose non syphilitique.

On comprend que pour arriver à établir ce diagnostic différentiel, il importe de bien connaître les signes particuliers qui caractérisent les maladies herpétiques. A cette occasion, on me pardonnera de dire que cette spécialité fait souvent défaut chez la généralité des médecins, et quelquefois chez les sommités médicales.

L'existence de ces deux affections étant constatée, une première question se présente. Quelle est la médication à suivre? Doit-on les traiter séparément? Ce principe admis comme le plus rationnel, laquelle des deux dermatoses doit-on attaquer la première? Pour moi, en pareil cas, je n'hésite pas à me débarrasser de l'affection de nature syphilitique; sauf, plus tard, à prescrire le traitement qui me paraît convenir à l'autre variété herpétique; du reste, laissons parler les faits.

13me Observation.

Syphilide squameuse alliée à une autre affection herpétique. — Usage des eaux sulfureuses associées tour à tour avec les mercuriaux et l'arséniate de soude. — Guérison.

M. X., des environs de Nantes, négociant, âgé de vingt-neuf ans, forte constitution, ayant beaucoup voyagé en Hollande et en Amérique, vint à Luchon au commencement de juillet 1849.

Ce jeune homme était atteint d'un psoriasis général. Il existait des plaques squameuses au

cuir chevelu, à la poitrine, au dos, sur le ventre, aux avant-bras, à la région palmaire et
surtout aux jambes, qui en étaient recouvertes.

Ces plaques, rougeâtres, squameuses, va-
riaient de forme et de dimension, il y en avait
de lenticulaires, d'autres étaient allongées, ova-
lés, un à deux centimètres. Prurit plus prononcé
sur quelques parties du corps, notamment à la
poitrine, au dos et à la région des genoux.

Un médecin de Nantes l'avait traité pour un
psoriasis *diffusa*, datant de quatre ans.

En passant à Bordeaux, ce malade consulta
une des sommités médicales de cette ville. Ce
confrère reconnut dans cette maladie cutanée une
syphilide squameuse ; il basait ce diagnostic sur
ce que le jeune homme avait été atteint de chan-
·cres avant et après cette éruption. Ce diagnostic
·du confrère de Bordeaux me paraissait fondé,
bien que la physionomie de ces taches laissât à
désirer.

En présence de cette divergence d'opinion sur
la nature de cette maladie herpétique, dont les
caractères physiques et pathologiques n'étaient
pas bien tranchés, je prescrivis les bains de la
Reine, 28°, douches générales en arrosoir, 32°,
et en boisson l'eau de la source Richard, deux
et quatre verrées par jour.

Huit jours après de ce traitement sulfureux,
j'examinai, à la loupe, ces plaques squameuses.
Il était apparent que plusieurs de ces plaques
étaient plus luisantes , notamment celles des
jambes et de l'avant-bras. Le prurit, au contraire , était plus prononcé aux taches de la poitrine, du dos et de la région des genoux : absence du liseret blanc qui souvent entoure les
taches syphilitiques.

Ce jeune homme consentit à suivre un traitement mercuriel. Prescription , deux grammes de
proto-iodure de mercure en soixante pilules, deux
et quatre par jour ; continuation des bains sulfureux et de la boisson source Richard.

On suspendait lorsqu'il y avait de la surexcitation. Ce jeune homme était d'un tempérament
sanguin prononcé ; je lui fis prendre deux bains
émolliens (1).

(1) Il y a à Luchon plusieurs établissements de bains
émolliens dont on fait généralement un usage abusif. On va
s'y plonger à la moindre surexcitation sulfureuse. Pour moi,
je considère comme un non-sens clinique qu'un individu
qui a besoin de sulfuration , aille se lessiver dans un bain
émollient, afin de calmer la surexcitation plus ou moins fébrile occasionée par les eaux sulfureuses. En pareil cas , à
moins de surexcitation extraordinaire , je fais cesser les bains
sulfureux , et je laisse l'économie se débarrasser *lentement*
de cette surexcitation salutaire, qui, comme disait Bordeu ,
est la manière de guérir des eaux sulfureuses.

Dix jours après, six pilules ; de temps en temps, un bain d'étuve.

Un mois après de cette médication mercurielle combinée avec les eaux sulfureuses, il y eut amélioration très prononcée. Les plaques des jambes, de l'avant-bras, de la région palmaire avaient beaucoup pâli ; la couleur de celles de la tête et du thorax était plus animée; diminution générale des squames.

25 *août*. Suspension du traitement sulfureux pendant cinq jours, point d'interruption dans les pilules, quatre par jour (cinq centigrammes ·chaque.)

Enfin, on était au 14 septembre, deux mois et demi après l'arrivée à Luchon : mieux général, les plaques des jambes, de l'avant-bras et de la région palmaire ont disparu aux deux-tiers; celles qui restent sont violacées.

Diminution dans les plaques de la tête et du thorax, mais dans une proportion moindre ; la couleur de celles qui restent est encore assez rougeâtre.

Ce jeune homme quitta Luchon assez content, quoique non guéri ; il avait pris cinquante-cinq bains, trente douches et six étuves, et en boisson cinquante litres d'eau sulfureuse. Je lui remis une consultation, où je prescrivais de continuer

pendant quelques temps les pilules de proto-
iodure à plus faible dose, d'en reprendre au
printemps et de revenir à la saison des eaux,
alors même qu'il n'aurait pas une tache sur lui.

Fin Juin 1850. Il arriva à Luchon; il me dit
avoir pris quatre grammes d'iodure de mercure,
dont deux pendant le mois de mai.

Malgré la diminution considérable des plaques,
cependant il en existait encore quelques-unes à
la tête, à la poitrine, aux coudes et aux genoux.
Santé parfaite.

Reprise du traitement sulfureux, boisson, bains
et douches. Huit jours après, pilules de proto-
iodure de mercure, deux et quatre par jour.

Un mois après de ce traitement combiné, il y
eut très peu d'amélioration dans les plaques,
quelques-unes avaient disparu ; prurit assez prononcé dans celles qui restaient.

Pour lors, sans en avertir le malade, je remplaçai les pilules mercurielles par les suivantes :

Arséniate de soude, 20 centigrammes.
Extrait thebaïque, 30 centigrammes.
Sub. inerte. . . q. s.

à diviser en soixante pilules.

Deux par jour, puis quatre. J'en surveillais
l'action avec soin. Continuation du traitement
sulfureux.

Vingt jours après de ce traitement sulfureux et arsenical, les taches pâlissaient, prurit affaibli, point d'accidents arsenicaux.

Je continue et j'augmente la dose de l'arséniate de soude ; tolérance. Enfin, le dix septembre, départ de Luchon, les plaques étaient devenues noirâtres, violacées, plus de démangeaison. Je fis cesser les pilules. Toutefois, je recommande au client d'en recommencer l'usage quelques jours après son arrivée, et de s'arrêter à tel ou tel symptôme que je lui décrivis avec soin ; du reste, de ne rien faire sans, au préalable, avoir consulté son médecin sur l'opportunité, et d'avoir la bonté de me tenir au courant de sa santé.

Il m'écrivit en mars 1851, me disant qu'il avait suivi mes conseils, approuvés par son docteur ; qu'il était à peu près guéri. Il lui restait quelques taches foncées, sans prurit. Je n'ai plus eu de ses nouvelles, ce qui me fait supposer que la guérison a été radicale.

Quoi qu'il en soit, cette observation, malgré ses détails minutieux, est très intéressante. On peut, en effet, se demander : Cette maladie cutanée était-ce bien une syphilide ? L'amélioration assez rapide obtenue par le proto-iodure de mercure le fait supposer. D'un autre côté, la résistance que cette affection herpétique a montrée sur la fin du traitement mercuriel, peut aussi faire supposer que cette dermatose tenait à une autre cause. Ce qui donne de la force à cette dernière supposition, c'est l'amélioration obtenue, sinon la guérison complète, par l'arséniate de soude.

Pour moi, je pense que cette dermatose squameuse tenait à un vice syphilitique, allié à une autre maladie herpétique. Cela étant, on se rend compte des effets obtenus, d'abord par le proto-iodure de mercure, et sur la fin par l'arseniate de soude.

Du reste, quelle que soit la manière d'envisager ce fait, toujours est-il, que le traitement sulfureux combiné, tour à tour, avec les préparations mercurielles et arsenicales, a obtenu un succès très remarquable chez ce négociant.

L'observation suivante, qui a la plus grande analogie avec celle-ci, semble confirmer l'hypothèse de cette alliance herpétique.

14me Observation.

Psoriasis syphilitique général allié à une autre affection herpétique.—Emploi du proto-iodure de mercure et plus tard de l'arséniate de soude, concurremment avec les eaux sulfureuses. — Guérison.

Au mois de juin 1852, M. L., des environs d'Agen, âgé de trente-deux ans, forte constitution;

tempérament nervoso-sanguin, vint à Luchon ;
il me fut adressé par mon très honorable et distingué confrère le docteur Andrieux d'Agen,
professeur agrégé de Montpellier.

Ce jeune homme, représentant d'une forte
maison de commerce, a beaucoup voyagé en
France et à l'étranger.

Voici dans quel état il se trouvait à son arrivée à Luchon : Son corps, de la tête aux pieds,
était littéralement recouvert de plaques rougeâtres squameuses, variant de forme et de dimension ; il y en avait d'arrondies, d'oblongues,
un à trois centimètres, démangeaison assez prononcée.

Le moral de ce jeune homme était abattu ; il
était découragé, désespérant de sa guérison, ses
forces avaient considérablement diminué, appétit médiocre, sommeil imparfait

Historique. En 1842, il fut atteint d'une gonorrhée, les ganglions de l'aine s'engorgèrent, ce
qui fit craindre l'apparition d'un bubon. — Diète,
bains, repos, application de vingt sangsues ; il
ne se rappelle pas d'avoir suivi un traitement
mercuriel.

En 1844, apparition de taches squameuses
rougeâtres à la poitrine, plus tard à la face et

aux bras, démangeaison prononcée ; il ne fit aucun traitement, continua son genre de vie.

Trois ans après (1847) éruption aux jambes de plaques nombreuses, rougeâtres et prurigineuses ; il prit des bains émolliens et amidonnés, frictions avec une pommade jaune qui noircissait quelque temps après qu'on l'avait employée, probablement l'iodure de plomb ; par suite de ce traitement, il obtint une grande amélioration, mais non une guérison ; il continua longtemps les bains amidonnés.

En mars 1851, il fut atteint au prépuce d'un chancre induré, il fut cautérisé plusieurs fois, on lui fit boire du sirop de cuisinier additionné, et plus tard, quelques bouteilles de Rob Boyveau-Laffecteur.

Six mois après, les taches qu'il avait sur son corps devinrent plus nombreuses et plus envenimées, c'est-à-dire, rougeâtres, deux ulcérations aux amygdales.

Se trouvant en Alsace, on lui fit suivre un traitement mercuriel (proto-iodure de mercure); plus tard, il prenait du sirop de salsepareille avec addition d'iodure de potassium ; il se trouva très-bien de ce traitement, mais ne le suivit pas assez long-temps, ses affaires l'appelaient en Prusse et en Allemagne.

Les taches qui avaient diminué sous l'influence de ce traitement reparurent, son corps s'en recouvrit. Rentré chez lui, il alla trouver le docteur Andrieux, qui l'envoya immédiatement à Luchon.

Tel est l'historique que nous fit ce malade, ajoutant : Personne dans ma famille, que je sache, n'est atteint de dartres.

D'après ce récit, et l'aspect général des plaques squameuses qui recouvraient son corps, où, chez quelques-unes, on voyait le liseret blanc, signe auquel Biett, cet habile clinicien, accordait une grande valeur caractéristique des syphilides, je n'hésitai pas de considérer cette dermatose comme étant de nature syphilitique ; toutefois, le prurit très prononcé qui se fesait ressentir dans la plupart des taches, symptôme qui, généralement, manque dans les affections herpétiques syphilitiques, me fit penser que cette syphilide pouvait être compliquée d'une autre maladie cutanée, de nature différente. Quoi qu'il en soit, suivant mon principe arrêté en pareille circonstance, je prescrivis : Bains sulfureux Reine et Froide 28°, douches générales. Sources Richard en boisson, deux à quatre verrées. Tous les huit jours, bains d'étuve. Régime, promenade, etc.

1er *juillet.* Quinze jours après ce traitement, certaines taches de la peau étaient ravivées, prurit général assez prononcé. Le malade avait repris des forces, son moral s'était raffermi.

Prescription, proto-iodure de mercure, deux grammes, à diviser en cinquante pilules, quatre par jour, bains sulfureux.

20 *juillet.* Diminution prononcée dans le nombre des taches ; on continue les pilules, quatre et six par jour, point de contre-indication du tube digestif ; la sécrétion urinaire est très abondante, le malade a repris de la vigueur, moral relevé ; il croit à la guérison dont il avait désespéré.

10 *août.* Santé parfaite, amélioration générale des plaques, les trois-quarts avaient disparu, celles qui persistaient étaient ternes, persistance d'un prurit léger, plus de liseret blanc autour des taches.

Continuation des bains, suppression de la boisson sulfureuse, trois pilules par jour.

20 *août.* Les taches restent telles qu'elles étaient il y a dix jours ; pour lors, j'eus recours à l'arseniate de soude, demi-centigramme par pilule, deux et quatre par jour. Huit jours après, du 6 au 10 septembre, il en prenait cinq d'un centigramme chacune, et au 15, point d'accidents

occasionés par l'arséniate de soude (1), la trans-
piration et la sécrétion urinaire étaient très abon-
dantes.

Enfin, ce jeune homme quitta Luchon le
16 septembre ; il restait sur son corps quelques
taches (rouge terne) peu nombreuses, situées aux
coudes, à la partie postérieure de l'avant-bras,
aux genoux et à la partie supérieure des jambes ;
partout ailleurs, elles étaient disparues ou rem-
placées par des taches noirâtres, absence de
prurit.

Recommandation fut faite d'aller trouver le
docteur Andrieux, à Agen, et de m'écrire.
J'avais conseillé de continuer l'arséniate de soude,
à dose minime ; toutefois, avec l'avis et la sur-
veillance du docteur Andrieux.

Ce malade vient de m'écrire (4 mars 1853), il
a négligé de voir le docteur Andrieux et n'a plus
rien fait ; il lui reste quelques taches peu nombreuses, se propose de revenir cette année à
Luchon (2) pour consolider sa guérison ; du

(1) Dans un Mémoire que j'espère pouvoir publier cette
année, je prouverai, par des faits assez nombreux, qu'on
peut donner les préparations arsenicales à haute dose, avec
le concours des eaux sulfureuses, sans qu'il survienne d'accidents toxiques, etc.

(2) Il est revenu à Luchon, en juillet 1853 : guérison

reste, il jouit d'une santé parfaite ; il est vigoureux comme à vingt ans, je reproduis son expression.

Je ne commenterai pas longuement cette observation ; seulement, je constaterai la différence qui existe avec la précédente ; en effet, si, dans la première, il peut y avoir doute relativement à la nature syphilitique de cette dermatose, dans la seconde, au contraire, les antécédents du malade et la physionomie caractéristique des plaques squameuses, ne permettent pas de douter qu'on ait eu à faire à une syphilide; tout au plus, peut-on mettre en doute que le restant des taches tienne à toute autre cause.

Quoi qu'il en soit, dans l'une et l'autre observations, on a vu l'effet manifeste produit par l'arséniate de soude employé après les préparations mercurielles.

Aussi, toutes les fois qu'une affection herpétique syphilitique, après avoir été améliorée, résiste à la fin au traitement mercuriel prolongé, on devra recourir, avec prudence, aux prépa-

consolidée ; il a pris une trentaine de bains et trois grammes de proto-iodure de mercure.

Il lui était survenu une petite ulcération à la jambe droite ; à son départ de Luchon, elle était cicatrisée.

rations arsénicales, laissant, à cet égard, les opinions libres de considérer en cette circonstance l'arseniate de soude ou tout autre composé arsenical, comme anti-syphilitique, ou mieux comme ayant détruit une dermatose provenant d'une autre cause. *Le positif est, qu'il achève la guérison.*

Craignant de fatiguer, en décrivant un trop grand nombre d'observations détaillées, je mentionnerai que je possède trois observations d'eczéma compliqué de syphilis, où, par l'action des eaux sulfureuses et le concours du protoiodure de mercure, j'ai obtenu succès complet.

Dans ces trois observations, la physionomie de l'eczéma n'a offert aucun signe particulier qui ait pu faire reconnaître l'existence du virus syphilitique. C'est la persistance de l'affection eczémateuse, résistant à l'action des eaux sulfureuses, ordinairement efficaces, qui a fait supposer la possibilité de la présence (1) de ce Protée syphilitique qui, comme l'a dit M. Ricord, s'immisce partout, et peut revêtir toutes sortes de formes constitutionnelles. Heureuse-

---

(1) Le soupçon était permis chez deux individus, attendu que quelques années auparavant, ils avaient été guéris de chancres ; chez le troisième, il n'avait eu qu'un écoulement.

ment, il a beau se cacher , se confondre avec
d'autres affections , le proto-iodure de mercure,
secondé par les eaux sulfureuses, en fait toujours
bonne justice, quels que soient, d'ailleurs, le do-
micile et la forme qu'il ait pu prendre.

§ VII.

Les eaux thermales sulfureuses , avons-nous
dit , sont un puissant moyen d'intoxication des
préparations mercurielles , en d'autres termes ,
les eaux sulfureuses jouissent de propriétés
telles qu'elles neutralisent l'action toxique des
mercuriaux qui , on le sait , agissent ordinairement sur les organes salivaires et la membrane
muqueuse buccale ; en effet, avec le concours
des eaux sulfureuses , il ne survient, pendant
un traitement mercuriel prolongé , ni gonflement aux gencives , ni salivation , en un mot ,
absence de stomatite mercurielle.

En outre , chez les individus qui , par profession , sont exposés à manier le mercure , ou
chez ceux qui ont abusé des préparations mercurielles , et qui , par suite , sont devenus ané-
miques , émaciés , pâles , sans appétit comme

sans sommeil, avec ou sans tremblement, l'usage des eaux thermales sulfureuses arrête ce cortège effrayant, détruit cette cachexie mercurielle et rétablit les forces du malade..

Cette vertu thérapeutique des eaux sulfureuses est reconnue depuis longues années. Les Bordeu(1) l'avaient signalée. Il n'est pas de médecin aux eaux thermales sulfureuses qui ne l'ait constatée. Voici ce qu'on lit dans l'ouvrage de M. Constant Despine, inspecteur distingué des eaux d'Aix, en Savoie (2):

« Mon père est le premier qui ait associé, à
» Aix, l'usage du mercure à celui des eaux pour
» la guérison des affections vénériennes, et l'on
» peut dire que les succès ont dépassé ses espé-
» rances, etc., etc. . . . .
» . . . .

» Un fait très remarquable dans cette médi-
» cation par les eaux et le mercure, c'est l'ab-
» sence de la *salivation*, malgré les doses souvent
» énormes de ce métal introduites dans le corps.
» Il ne peut s'expliquer que par l'abondance des
» sueurs qui ne permettent pas au mercure de

(1) BORDEU (François), Précis d'Observations.
(2) Manuel de l'Etranger aux Eaux d'Aix en Savoie.

» séjourner longtemps dans l'économie, l'em-
» pêchent d'y exercer une action délétère, ou
» aussi, peut-être, par une combinaison chi-
» mique, qui transformerait en sulfure le mer-
» cure et le soufre absorbés. »

Dans le paragraphe où je tâcherai d'expliquer physiologiquement et chimiquement l'action des eaux sulfureuses combinées avec les préparations mercurielles, je fournirai une autre explication ; en attendant, je vais décrire quelques faits.

15me Observation.

Bubon.—Chancres primitifs au prépuce. —Traitement hydrargiré, par suite stomatite mercurielle.—Usage des eaux sulfureuses.—Cessation prompte de la salivation.—Amélioration et guérison. —Continuation du traitement mercuriel, sans récidive de la stomatite.

En juillet 1851, le nommé R., de Toulouse, âgé de vingt-huit ans, tailleur de pierre, employé à la construction du nouvel établissement thermal, fut atteint de plusieurs chancres au prépuce et d'un bubon à l'aine droite.

Cet ouvrier prit du sirop de salsepareille avec addition de deuto-chlorure de mercure, frictions mercurielles, à haute dose, sur la tumeur inguinale.

Huit jours après ce traitement mercuriel, il survint une violente irritation dans la membrane buccale ; tuméfication des gencives, salivation abondante, haleine fétide ; ce malade exhale une odeur infecte. Se voyant dans cet état, il m'envoya chercher. En entrant dans sa chambre, il fut facile, à l'odeur seule, de diagnostiquer une stomatite mercurielle.

Prescription : cessation du traitement mercuriel en boisson et en frictions ; se gargariser le plus possible avec de l'eau sulfureuse, source du Pré n⁰ 1, boire plusieurs verrées de cette eau, bains sulfureux, Blanche, Reine et froide, 28⁰.

Deux jours après, grande amélioration dans la salivation ; cinquième jour, cessation des autres accidents.

Je fais continuer le traitement sulfureux et je prescris le proto-iodure de mercure en pilules de cinq centigrammes, deux, trois et quatre par jour ; emplâtre de *vigo cum mercurio* sur le bubon.

On continua ce traitement combiné pendant plus d'un mois, il ne survint pas de surexcitation dans la membrane muqueuse buccale, ni dans les glandes salivaires.

Ainsi qu'on vient de le voir, avec le concours
des eaux sulfureuses, les accidents de la stomatite mercurielle cessèrent rapidement et ne reparurent pas, malgré la continuation du traitement mercuriel ; il est vrai que je fis prendre le
proto-iodure de mercure, qui, on le sait, occa-
sione rarement la salivation ; n'importe, il en eût
été de même avec le deuto-chlorure de mercure
ou toute autre médication mercurielle, tant la propriété des eaux sulfureuses de neutraliser l'action
toxique des préparations mercurielles, est posi-
tive ; aussi, lorsqu'on le peut, on fait très bien
d'employer, à l'intérieur, les eaux sulfureuses,
concurremment avec la médication mercurielle.
A défaut d'eaux minérales naturelles, on pourrait faire prendre une boisson où il y aurait en
dissolution du sulfite ou hypo-sulfite de soude.

16me Observation.

**Tremblement mercuriel. — Affaiblissement général.
— Guérison par l'usage des eaux sulfureuses de
Bagnères-de-Luchon.**

Au mois de juin 1849, le nommé V..., de
Toulouse, doreur, âgé de quarante-sept ans,
vint à Luchon, il était dans l'état suivant :

Tremblement permanent de ses membres thoraciques, moins prononcé dans les membres abdominaux, amaigrissement, prostration, pouls faible, épistaxis fréquents.

Cet homme n'a jamais eu de véroles, partant, n'a pas subi de traitement mercuriel.

Obligé, par son état de doreur, de manier du mercure, profession qu'il exerce depuis l'âge de dix-sept ans, il subit aujourd'hui les conséquences de l'action délétère de ce métal.

Ce malade fut soumis au traitement sulfureux, bains, douches et boisson source Richard; de temps en temps, un bain d'étuve, régime tonique.

Ayant pris trente-deux bains, vingt douches, six étuves, et ayant avalé cinquante litres d'eau sulfureuse (il s'en gorgeait), ce malade quitta Luchon parfaitement guéri, il pouvait ramasser une épingle sans *tremblement*.

L'apparition de ces accidents mercuriels dataient de deux ans. J'ai revu plusieurs fois ce malade à Toulouse, il est bien portant, n'exerce plus son état.

Bien qu'en dehors de la spécialité de ce travail, j'ai cru devoir citer cette observation, la seule, du reste, que j'ai observée à Luchon, en fait de tremblement mercuriel, et dont le succès a été rapidement obtenu par l'action des eaux sulfureuses (1) en bains, boisson, douches et par des étuves, j'ajouterai, que pendant mon internat à l'hôpital Saint-Louis, j'ai vu Biett guérir, par les bains de vapeur, les fumigations sulfureuses et les bains hydro-sulfatés, des individus atteints de tremblements occasionnés par le mercure.

Les eaux thermales sulfureuses ne sont donc pas privilégiées pour ce genre de guérison ; seulement, je dirai, toutes choses égales, cette médication sulfureuse naturelle est préférable à la médication sulfureuse artificielle.

A ces deux observations dernières, qui ont démontré la vertu des eaux sulfureuses de pouvoir neutraliser l'action toxique du mercure ou de réparer les désordres occasionnés par ce métal, nous allons y joindre une observation très curieuse par les nombreux et variés traitements mercuriels qui ont été suivis, et l'état cachectique qui en a été la conséquence.

(1) Depuis que cet Essai Clinique a été déposé à l'Académie Impériale de Médecine, j'ai appris du docteur A. Pelletan, qui a parcouru l'Amérique du Sud, que les Indiens, occupés aux mines de mercure de *Huancavélica* (Pérou), se guérissent du tremblement mercuriel et autres accidents occasionnés par le mercure, en fesant usage, *intus et extrà*, des eaux minérales sulfureuses qui se trouvent non loin de là.

(Je suis autorisé a publier ce fait en son nom, juin 1853).

17me Observation.

Cachexie mercurielle. — Etat anémique du malade par suite de traitements mercuriels nombreux. — Guérison ou mieux, grande amélioration par les eaux sulfureuses de Bagnères-de-Luchon.

Le 14 juillet 1848, le nommé X..., de Tarn-et-Garonne, âgé de trente-huit ans, tempérament nervoso-lymphatique, constitution très faible, vint à Luchon.

Ce malade, à intelligence très pusillanime, était un type de *syphilophobie ;* il se croyait destiné à être dévoré par cette hideuse maladie ; aussi, ayant donné cours à sa frayeur, il avait pris en traitements divers de quoi traiter une compagnie de syphilitiques. Voici son historique :

En 1837, à l'âge de 28 ans, il fut atteint de deux chancres au gland, on y apercevait une large cicatrice, le frein de la verge est détruit ; il fut soigné et guéri en deux mois par un très-honorable et très habile confrère, ancien interne des hôpitaux de Paris, le docteur Lasserre, de Montauban. Il aurait, dès-lors, pu être tranquille sur les conséquences de la maladie. Mais l'imagination de ce malade se frappa à la lecture d'un écrit où l'on décrivait les ravages que peut occasionner une vérole devenue constitutionnelle.

C'en fut assez ; il alla consulter le docteur Renault, de Montauban, ancien interne distingué des hôpitaux de Paris. Cet honorable confrère le renvoya, en lui disant qu'il n'avait rien à craindre, qu'il était radicalement guéri. Mécontent de cette consultation, il alla à Toulouse, consulta un médecin; celui-ci lui prescrivit le sirop de Cuisinier, avec addition de quinze centigrammes de deuto-chlorure de mercure par litre. On lui avait conseillé d'en prendre deux bouteilles : le malade en tripla la dose, il en prit six ; il en résulta des tiraillements d'estomac et une irritation intestinale, les gencives se gonflèrent.

Devenu plus inquiet, il demanda par correspondance une consultation à M. Ricord, lui laissant ignorer le dernier traitement. Ce praticien par excellence lui prescrivit le sirop sudorifique et deux grammes de proto-iodure de mercure en soixante pilules, à prendre en un mois.

Ce traitement terminé, il s'adressa au *célèbre* Giraudeau Saint-Gervais ; celui-ci lui fit avaler vingt bouteilles de son rob Boiveau-Laffecteur.

L'imagination de ce *syphilophobe*, travaillant toujours et ne prenant conseil que de lui-même, il eut recours aux biscuits Ollivier ; il en mangea trente douzaines *(sic)*.

Plus d'une année s'étant écoulée en passant

d'un traitement à l'autre, détruisant sa santé et
dépensant beaucoup d'argent, les gencives étaient
devenues mollasses, sanieuses. Il perdit plusieurs
dents incisives.

Non-content de ce déplorable état de choses,
il s'adressa à un certain Belliol, de Paris, dont
les consultations sont gratuites ; mais, en revan-
che, il envoie provision de médicaments qui se
paient cher. Ce malheureux prit plusieurs bouteilles d'un sirop que ce *spécialiste* lui envoya ;
il est probable que ce sirop contenait des préparations mercurielles, car le malade éprouva des
tiraillements d'estomac et une irritation intestinale. Les gencives se tuméfièrent de nouveau.

Enfin, sa santé se délabrant de jour en jour, se
trouvant faible, anémique, quelqu'un le décida
à aller consulter M. Viguérie, de Toulouse, une
des grandes gloires médicales du midi de la France.
Cet habile praticien, au coup d'œil d'aigle, après
avoir entendu une partie de ce récit, renvoya le
malade, en lui disant. Hâtez-vous de vous rendre
à Luchon, et gorgez-vous d'eau sulfureuse, afin
de neutraliser la trop grande quantité de mercure que vous avez pris, seule cause de votre
état actuel. Ces paroles produisirent leur bon
effet ; ce syphilomane arriva à Bagnères-de-Luchon dans l'état suivant :

Pouls faible, soixante pulsations, inappétence, insomnie, amaigrissement considérable, peau sèche, point d'ulcérations, ni exostoses, ni taches sur le corps, ni douleurs ostéocopes (1), gencives mollasses, tuméfiées, sanieuses; on reconnaissait chez cet individu le cortège d'une cachexie mercurielle.

15 *Juillet*. Prescription : Bains Richard 28º en boisson, source de l'Enceinte, deux à quatre verrées, régime tonique, promenades et courses à cheval dans les montagnes, tous les soirs sirop de gentiane.

15 *Août*. Un mois après, amélioration très prononcée, appétit bon, sommeil passable, le malade se sent plus de vigueur, gencives fortifiées, moral relevé, pas un bouton sur le corps.

30 *Août*. Le mieux alla en augmentant ; ce malade est changé en sa faveur, il a engraissé, ses forces ont augmenté, il peut faire de longues courses à pied, tandis qu'à son arrivée, il pouvait à peine se tenir sur ses jambes ; enfin, il partit le 1er septembre, ayant pris trente-cinq

(1) Certes, si le mercure était cause de ces divers accidents, comme on l'a eu dit, il en aurait apparu chez ce malade ; il en était, Dieu merci, assez saturé.

bains et ayant bu quarante litres d'eau sulfureuse.

Je lui prescrivis l'usage de l'iodure de fer en
pilules et un bon régime.

L'année suivante, il revint à Luchon, il était
bien portant, pour un tempérament comme
le sien ; il prit trente bains sulfureux, se gorgea
d'eau sulfureuse, fit des promenades nombreuses dans les montagnes, employa quelques bouteilles de sirop de gentiane et quitta Luchon,
enchanté de l'effet des eaux sulfureuses, mau-
dissant sa pusillanimité et la duperie qui en
avait été la conséquence, *jurant, mais un peu
tard, qu'on ne l'y prendrait plus.*

§ VIII.

Une des grandes propriétés constatée et reconnue des eaux thermales sulfureuses, est de produire généralement une excitation plus ou moins
vive, d'imprimer une certaine énergie aux divers organes sécréteurs, et, par ce mouvement,
cette réaction du centre à la circonférence, de
provoquer au-dehors, de faire apparaître certains principes cachés herpétiques, ou autres.

C'est pour cela que les eaux sulfureuses, après

avoir été puissamment adjuvantes dans le traitement des accidents consécutifs de la syphilis ,
peuvent être considérées comme un puissant
moyen , une pierre de touche , soit pour faire
apparaître une syphilis latente , soit pour vérifier
si un individu qui a été traité d'une syphilis
constitutionnelle est parfaitement guéri ou non ;
de telle sorte qu'il est permis d'affirmer (autant
qu'on puisse le faire , médicalement parlant),
lorsque , après un traitement sulfureux bien dirigé , il n'est survenu aucun des symptômes qui
caractérisent les maladies syphilitiques secondaires ou tertiaires , on peut, dis-je , regarder
la guérison comme définitive.

A l'appui de cette vérité clinique , qui com-
mence à se vulgariser et qu'on ne saurait assez
propager , je pourrais , à moi seul , citer grand
nombre de faits (1) ; car, tous les ans , j'ai occasion de traiter plusieurs jeunes gens , ayant
suivi des traitements anti-syphilitiques , qui
viennent se lessiver à Luchon , pour s'assurer si
leur guérison est radicale. Je puis donc me pro-
noncer avec connaissance de cause , et répéter :
De visu dico.

_____

(1) Dans les quatre-vingt-sept observations que j'ai mentionnées , ces faits n'y sont pas compris.

18ᵐᵉ Observation.

Douleurs vagues. — Malaise général. — Moral triste. — Inappétence. — Sommeil agité. —Usage des eaux sulfureuses.—Apparition d'une syphilide squameuse lenticulaire — Amélioration dans l'état physiologique. —Traitement mercuriel. — Guérison de la syphilide. — Santé rétablie.

Dans le courant de juillet 1849, le nommé T..., des environs de La Rochelle, vint à Luchon pour y être traité de douleurs rhumatoïdes ayant leur siége, tantôt à la tête (pour lors le cuir chevelu était très sensible), d'autres fois aux reins, aux membres supérieurs et inférieurs : dans ces derniers, la douleur se fixait très souvent au tendon d'Achille.

Ce tendon était tellement contracté et douloureux, que tout mouvement de flexion du pied sur la jambe était impossible ou horriblement pénible.

Il y a un an, par suite d'une inflammation violente aux yeux (*iritis*), ce malade faillit perdre la vue. On attribua la cause de cette inflammation au vice rhumatismal.

M. T... n'a jamais eu de maladies herpétiques, relativement aux affections vénériennes, il fut atteint, il y a sept ans, d'une gonorrhée et de deux chancres au prépuce.

Depuis quelque temps , environ un an , ce malade , sans motifs sérieux , était devenu triste, inquiet , irritable , perte d'appétit , insomnie ou sommeil agité, amaigrissement : tout ce cortége de symptômes fut mis sur le compte de l'affection rhumatismale , d'autant mieux que les douleurs que nous avons mentionnées disparaissaient et reparaissaient à certains intervalles.

Cet état de choses me fit partager l'opinion des médecins de la Rochelle , qui l'avaient traité pour une affection rhumatismale nerveuse.

19 *Juillet*. Il fut prescrit , bains sulfureux tempérés Ferras d'abord , puis Richard 28°, douches en arrosoir 30° à 31° R. en boisson, une à deux verrées d'eau de l'Enceinte coupées avec du lait , régime doux et tonique , promenades , distractions , éviter l'humidité, etc.

1er *Août*. Amélioration générale surtout dans le moral , on continue les bains et douches Richard , etc.

10 *Août*. Le malade est agité , mouvement fébrile , suspension du traitement sulfureux ; l'excitation étant très prononcée , je prescris un bain émollient , boissons adoucissantes gommeuses et mucilagineuses.

15 *Août*. Reprise du traitement sulfureux , trois jours après , agitation , mouvement fébrile,

apparition de quelques taches rougeâtres à la poitrine et aux jambes , sans prurit , continuation du traitement sulfureux en bains , boissons et douches en arrosoir , sur tout le corps.

20 *Août*. L'éruption est plus considérable, le malade est moins agité , il prend deux étuves , et continue les bains sulfureux.

25 *Août*. Les plaques sont nombreuses à la tête , à la poitrine , au dos , aux avant-bras et surtout aux jambes. Ces taches sont rougeâtres , furfuracées au centre , point ou très peu de prurit.

La santé du malade est considérablement améliorée , appétit bon , sommeil passable , moral relevé , les forces reviennent.

30 *Août.* La maladie herpétique persiste , les taches sont aussi nombreuses , plus luisantes , leur couleur est plus animée ; plus de doute pour moi , j'ai à faire à une syphilide et je prescris le proto-iodure de mercure , deux à quatre pilules par jour , de cinq centigrammes chaque ; de temps en temps , je suspends le traitement sulfureux.

15 *septembre*. Mieux prononcé dans les taches , quelques-unes ont disparu sans laisser de traces , celles qui restent paraissent moins rougeâtres , santé générale très bonne.

25 *Septembre*. Les taches en général sont plus foncées en couleur, le malade supporte très bien le proto-iodure de mercure, quatre à six pilules par jour.

30 *Septembre*. Départ de Luchon. M. T... est content et heureux, son moral est raffermi, il éprouve une certaine surexcitation, mais on voit que cet éréthisme est dû à l'action des eaux sulfureuses ; on cesse tout traitement, seulement je recommande, quelque temps après cette suspension, de reprendre le proto-iodure de mercure à petite dose, cinq à dix centigrammes par jour, d'en faire autant au printemps et de revenir à la saison prochaine, etc.

20 *Juin* 1850. M. T. revint à Luchon, bien portant, plus de taches sur son corps, il n'a plus ressenti de douleurs ; il prit deux grammes de proto-iodure de mercure au mois de mai.

Prescription : bains, douches, deux étuves et boisson sulfureuse, *ad libitum*, n'importe la source, courses dans les montagnes, etc.

Ayant pris vingt-cinq bains, dix douches générales, deux étuves et trente litres d'eau sulfureuse en boisson, ce malade repartit bien portant, un peu agité ; il avait eu à deux reprises la poussée, mais point d'apparition de plaques, il était radicalement guéri.

Cette observation, que j'ai cru devoir donner avec tous les détails minutieux, est très intéressante sous plus d'un rapport. En effet, nous avons vu chez ce malade un malaise général s'annonçant par des douleurs erratiques, tantôt à la tête, tantôt aux reins, d'autrefois aux membres thoraciques et abdominaux; dans ces derniers, la douleur se fixait au tendon d'Achille.

Cet état de choses a été pris pour une affection rhumatismale. Je veux bien croire qu'il pouvait y en avoir; mais, ce qu'il y a de positif, c'est le mieux survenu dans l'état physiologique sitôt après l'apparition de ces taches syphilitiques, apparition, il faut le reconnaître, due à l'action des eaux sulfureuses.

Je suis persuadé que l'*iritis* survenu chez ce malade était de nature syphilitique et non rhumatismale.

Enfin, par le traitement du proto-iodure de mercure et le concours des eaux sulfureuses, nous avons vu cette syphilide disparaître assez rapidement, ce qui nous confirme sa nature syphilitique. *Naturam morborum ostendunt curationes.*

En outre, depuis l'apparition de cette syphilide et la guérison qui s'en est suivie, M. T... n'a plus éprouvé la moindre douleur. C'est le cas de dire : *Sublata causa, tollitur effectus.*

19ᵐᵉ Observation.

Syphilis à l'état latent. — Désordres considérables dans l'économie sans lésion organique appréciable. — Usage des eaux sulfureuses. — Apparition d'une syphilide lenticulaire. — Amélioration de l'état physiologique. — Guérison de la syphilide par le proto-iodure de mercure et les eaux sulfureuses

Au mois de juillet 1851, une jeune dame de Bordeaux, âgée de vingt-sept ans, tempérament nerveux lymphatique, vint à Luchon, accompagnée de son mari.

Cette dame était triste, languissante, perte d'appétit, insomnie ou sommeil agité.

Depuis deux ans elle avait considérablement maigri : on redoutait une affection chronique des poumons.

Cet état de choses était attribué au violent chagrin que cette dame avait éprouvé par la mort de sa fille, son unique enfant, à peine âgée de cinq ans.

Sans doute, pour un cœur de mère, la perte de son enfant est chose affreuse ; ce motif, on le comprend, est suffisant quelquefois pour briser une santé robuste.

L'auscultation de la poitrine fut rassurante,

le souffle respiratoire se fesait entendre partout; du reste, cette dame toussait très peu.

Eclairé sur les organes thoraciques, j'interrogeai tour à tour les organes abdominaux ; je ne constatai rien de particulier, état normal. Toutefois, je n'inspectai pas, par le toucher ou avec le spéculum, l'organe utérin. Cette dame n'avait accusé aucun des symptômes qui font soupçonner une maladie de cet organe, si ce n'est une perte blanche peu abondante. Au surplus, je compris que la proposition de cet examen l'aurait fortement contrariée.

Cette dame déclara n'avoir jamais eu de maladie herpétique.

18 *Juillet.* En présence de cet état anémique, n'ayant pu constater aucune lésion organique, je prescrivis les bains Bordeu, plus tard les bains Richard, douches générales tempérées sur tout le corps, une à deux verrées d'eau sulfureuse le matin, à jeûn, régime tonique, promenades dans les vallées, le plus de distraction possible.

30 *Juillet.* Menstruation normale, mieux dans l'état général de la santé, l'appétit se prononce, sommeil moins agité ; après quatre ou cinq jours de suspension, on continue le traitement sulfu-

reux, etc., etc. Je croyais toujours avoir à faire à une maladie d'innervation.

12 *Août*. Agitation, mouvement fébrile, cessation des bains, etc., boissons adoucissantes, repos, diète.

16 *Août*. Reprise du traitement sulfureux et du régime.

20 *Août*. Agitation, fièvre, éruption de petites taches rougeâtres situées à la poitrine et ne disparaissant pas à la pression, point de prurit; on suspend de nouveau le traitement sulfureux, l'agitation cesse, mais les taches persistent.

24 *Août*. Reprise des bains sulfureux et des douches, etc.

30 *Août*. Eruption générale, précédée d'un mouvement fébrile; il apparaît des taches à la tête, aux avant-bras et aux jambes. Cet taches lenticulaires, dimension demi à un centimètre, étaient rougeâtres, légèrement furfuracées, non prurigineuses. La malade, suivant son expression, se trouva dégagée.

En présence de cette éruption, du mieux qui en était résulté pour cette dame, je soupçonnai une maladie syphilitique. Le mari fut questionné, en m'entourant de toute la prudence possible; celui-ci me répondit avec franchise qu'il avait été atteint, avant son mariage, de plusieurs maladies syphilitiques, qu'il lui était resté ce qu'on appelle la *goutte militaire* ; du reste, qu'il n'avait rien sur son corps, ce qui était vrai. J'en fis l'examen avec soin.

Bien qu'il eût été important d'examiner les organes génito-urinaires de cette dame, cependant, il fallut y renoncer pour ne pas la tourmenter inutilement ; elle s'y serait refusée.

Je fis part au mari de mes soupçons sur la nature de cette maladie cutanée (on le laissa ignorer à la dame).

5 *Septembre*. Je prescrivis deux grammes de proto-iodure de mercure en soixante pilules, à prendre deux, quatre et six par jour. Continuation des bains sulfureux.

15 *Septembre*. Légère amélioration dans l'aspect des taches, mêmes moyens thérapeutiques.

30 *Septembre*. Amélioration très prononcée, le nombre des taches a diminué, celles qui restent sont ternes ; santé générale parfaite, cette dame a doublé en embonpoint depuis son arrivée à Luchon, moral tout-à-fait rétabli, les fonctions digestives se font très bien, sommeil parfait.

Départ le 2 octobre, après deux mois et demi de séjour à Luchon. Cette dame avait pris quarante-cinq bains, quinze douches générales, un grand nombre de vaginales, quatre étuves ;

ayant avalé environ quarante ou cinquante litres
d'eau sulfureuse ; elle avait pris quatre grammes
de proto-iodure de mercure. Je prescrivis de
continuer l'usage de ce médicament : cette dame
emporta une boîte de quarante pilules composées
de deux grammes de proto-iodure de mercure.
Je recommandai au mari d'en faire surveiller
l'action par son médecin, en l'initiant dans ce
qui s'était passé ; du reste, j'ajoutai dans ma
consultation pour être remise à ce confrère,
qu'il serait utile de recourir au proto-iodure de
mercure au printemps suivant, m'en rapportant
à cet égard à son expérience.

Juillet 1852. Cette dame revint avec son mari.
Sa santé était brillante, elle était méconnaissable, plus de taches sur son corps.

Elle reprit vingt-cinq bains, quelques douches
générales et avala plusieurs litres d'eau sulfureuse. Il ne survint pas la moindre plaque.

Quant au mari, il prit, comme l'année précédente, des bains, des douches et trois ou quatre
étuves, mais rien n'apparut sur son corps. Santé
très bonne.

Cette observation, comme la précédente, offre un très grand intérêt ; on voit chez cette dame
un état maladif, un désordre considérable dans
l'économie, sans lésion organique appréciable :

les médecins l'avaient expliqué en l'attribuant au violent chagrin que cette mère avait éprouvé par la perte de son enfant. C'était plausible, moi-même j'y ai cru à son arrivée à Luchon.

Mais il est évident que le mieux survenu, mieux qui a été toujours en augmentant, après l'apparition de cette syphilide squameuse, il est permis, dis-je, de croire que ces désordres étaient occasionnés par le virus syphilitique à l'état latent, et que les eaux sulfureuses ont provoqué à se manifester à l'extérieur en le révolutionnant.

Une objection majeure, je le reconnais, pourra être faite : était-ce bien une syphilide? J'avoue que certaines données manquaient, même dans la physionomie de cette dermatose ; ainsi, point de liseret blanc, la couleur rouge-cuivrée laissait à désirer ; en outre, on ne voit pas l'origine de l'infection vérolique primitive. C'est en cela que j'ai beaucoup regretté de ne pas avoir exigé l'examen des parties sexuelles.

Mais ce qui fait croire à une syphilide, c'est la disparition de ces plaques non prurigineuses, par l'action du proto-iodure de mercure ; enfin, la possibilité de cette infection vérolique par le mari, est très rationnelle, il ne faut pas oublier la *goutte militaire*, qui persista longtemps après son mariage ; il est vrai, qu'il n'est survenu en lui aucun accident consécutif de la syphilis.

Enfin, au pis aller, ceux qui croiront que cette dermatose n'était pas syphilitique, toujours est-il qu'ils ne pourront disconvenir du mieux prononcé, du rétablissement de la santé chez cette dame, par l'apparition de cette affection herpétique; apparition, on ne peut le méconnaître, due à l'action des eaux sulfureuses. On a vu aussi que, plus tard, cette dermatose a disparu par l'action combinée des eaux sulfureuses et du proto-iodure de mercure; il est vrai de dire que si j'avais pensé qu'il n'y eût rien de syphilitique, je me serais dispensé de prescrire ce médicament; je m'arrête à ces quelques considérations.

20ᵐᵉ Observation.

Accidents syphilitiques traités et censés guéris. — Usage des eaux sulfureuses. — Réapparition des symptômes syphilitiques. — Traitement par les eaux sulfureuses et le proto-iodure de mercure. — Guérison.

Fin Juillet 1850. Un jeune Hollandais, âgé de vingt-quatre ans, forte constitution, vint à Luchon; il avait suivi, à Paris, un traitement an-

ti-syphilitique , sous la direction de M. Ricord.
Ces accidents syphilitiques consistaient en douleurs ostéocopes , tubercules aplatis, aux jambes , quelques-uns étaient ulcérés , trois ulcérations au voile du palais.

Après trois mois de traitement imparfaitement
suivi (ce jeune homme aimait à s'amuser), les
plaques avaient disparu , toutes les ulcérations
étaient cicatrisées. M. Ricord lui avait prescrit
de continuer l'usage des pilules de proto-iodure
de mercure, et plus tard, de prendre de l'iodure
de potassium dans du sirop de salsepareille : il
n'en fit rien , il se contenta de prendre deux fumigations cinnabrées.

Un de ses amis l'emmena à Luchon , où il venait lui-même pour se lessiver ; il avait été guéri
l'année précédente d'une syphilide.

A son arrivée, le jeune Hollandais n'avait sur
son corps que les traces des cicatrices , rien au
voile du palais, ni dans la cavité buccale, seulement, il se plaignait de douleurs vagues dans les
membres.

Prescription : Bains Reine et Blanche et froide
28o, douches générales en arrosoir 30 à 32o,
deux à trois verrées d'eau sulfureuse Reine et
Blanche, régime doux , etc.

15 Juillet. Au huitième bain , réaction , mou-

vement fébrile ; on cesse le traitement sulfureux :
deux jours après, apparition de boutons nombreux rougeâtres, situés au dos et aux jambes,
point de démangeaison, la réaction fébrile avait
cessé. Je fais continuer les bains Reine et froide,
deux étuves.

28 *Juillet*. Quelques boutons rougeâtres gros-
sissent, s'enflamment et s'ulcèrent ; sans exagération, il y en avait une trentaine d'ulcérés.
Ces ulcérations étaient petites, mais caractéristiques.

En présence de cette manifestation très syphilitique, je fis continuer les bains sulfureux tempérés ; le malade était très excitable. Je prescrivis trois grammes de proto-iodure de mercure
en soixante pilules, à prendre deux, trois et
quatre par jour, pansement des ulcérations avec
de l'onguent hydrargiré.

15 *Août*. Les plaques pâlissent, les ulcérations ont pris un bel aspect, leur fond est rougeâtre, quelques-unes tendent à se cicatriser ;
continuation du proto-iodure de mercure, on
suspend de temps en temps les eaux sulfureuses.

10 *Septembre*. Toutes les taches ont disparu, il
reste quelques ulcérations à peu près cicatrisées.
Ce jeune homme quitte Luchon bien portant et

enchanté de sa lessivation ; je l'engageai de continuer quelque temps encore l'usage du proto-
iodure de mercure à faible dose , lui rappelant
que s'il eût suivi les conseils de M. Ricord, le
vice syphilitique aurait été complétement détruit; il promit de le faire. Je l'avais engagé de
m'écrire ; mais, comme la plupart des clients ,
il oublia sa promesse ; je n'en ai plus entendu
parler.

Cette observation offre un exemple d'une affection syphilitique guérie en apparence par un
traitement bien dirigé , mais qui n'avait pas été
prolongé assez longtemps par la faute du malade ; aussi les eaux sulfureuses ont forcé le
virus syphilitique restant d'apparaître de nouveau à l'extérieur , et on a vu que cette manifestation a été très prononcée.

Ici , comme pour tous les autres faits , le proto-
iodure de mercure et les eaux sulfureuses concurremment employées , ont détruit ce vice syphilitique ; du moins , à son départ , ce malade
était bien portant et les accidents syphilitiques
étaient à peu près disparus ; malheureusement
pour cette observation , comme pour beaucoup
d'autres que je possède , je n'ai plus eu des
nouvelles du malade. C'est là un des grands in-
convénients de la clinique des eaux thermales ;

il est fâcheux que les syphilisés ne reviennent pas aux eaux sulfureuses un an.après leur guérison, afin de s'assurer si leur guérison est radicale.

A l'observation qui précède, je pourrais ajouter d'autres faits où, chez des individus, syphilisés imparfaitement guéris, on a vu reparaître des symptômes syphilitiques par l'action des eaux thermales sulfureuses. J'ai cru inutile d'en donner la description, par la crainte de me rendre fatiguant.

§ IX.

Les eaux thermales sulfureuses, avons-nous dit, bien administrées peuvent servir de pierre de touche pour s'assurer si un syphilisé qui a suivi un traitement rationnel, est radicalement guéri. Voici quelques faits à l'appui.

21me Observation.

Syphilides tuberculeuses ayant existé à la tête, aux jambes. — Douleurs ostéocopes. — Guérison par le traitement sudorifique, le proto-iodure de mercure et les vapeurs mercurielles. — Epreuve des eaux sulfureuses.

En juillet 1849, M. de X., âgé de vingt-huit ans, bonne constitution, vint à Luchon

pour se lessiver, c'est aujourd'hui le mot techni-
que ayant cours.

Après plusieurs chancres primitifs dont il fut
guéri il y a six ans, il lui survint, quatre ans
après, des taches rougeâtres, proéminentes, légère desquamation, point de prurit. Ces taches,
nombreuses, étaient situées à la tête, aux avant-
bras et aux jambes ; de plus, il éprouvait des
douleurs ostéocopes.

M. Ricord lui fit suivre un traitement ; quatre
mois après, il était complétement guéri.

A son arrivée à Luchon, on n'apercevait sur
son corps que quelques taches noirâtres ; santé
parfaite.

Prescription : bains Reine et foide, 28°, douches générales en arrosoir sur tout le corps, 32
à 34°, deux à quatre verrées d'eau sulfureuse ;
de temps en temps bains d'étuve.

Ayant pris vingt-cinq bains, quinze douches,
cinq étuves et bu au moins trente litres d'eau
sulfureuse, aucune tache n'ayant apparu, je le
déclarai radicalement guéri.

J'ai vu ce jeune homme à Paris (1851); la
guérison ne s'est pas démentie.

22me Observation.

Psoriasis syphilitique , général et palmaire.

M. X. , d'Orléans , âgé de trente-cinq ans , marié, sans enfants , bonne constitution , ayant eu des chancres à l'âge de vingt-sept ans, fut pris à trente-un ans de douleurs générales; bientôt après survinrent un grand nombre de taches rougeâtres squameuses , très peu de prurit (Psoriasis général et palmaire).

Après avoir subi pendant cinq mois un traitement prescrit par M. Ricord , son corps fut débarrassé de cette *dartre* syphilitique. A son arrivée à Luchon , il ne lui restait que la frayeur de voir reparaître cette syphilide.

Il fut mis à l'épreuve des eaux sulfureuses , bains , boisson , douches , étuves.

Au quinzième bain , il eut la poussée , ce qui l'effraya. Je le rassurai , en lui disant que cette éruption était la preuve la plus concluante que le vice syphilitique était détruit; il continua de prendre quelques bains et partit très rassuré , il pouvait l'être. En effet , s'il avait eu en lui du vice syphilitique, il s'en serait manifesté à l'extérieur, les eaux avaient produit leur effet de réaction à la peau, il y avait eu poussée.

23ᵐᵉ Observation.

Syphilis constitutionnelle consistant en taches rougeâtres, oblongues, squameuses, et plusieurs ulcérations aux jambes, guérie par le traitement mercuriel. — Épreuve des eaux sulfureuses.

M. R., de Rouen, tempérament nervoso-sanguin, bien constitué, âgé de trente-quatre ans, vint à Luchon (juillet 1850), il avait été traité pendant cinq mois par un très habile dermatologiste, M. Cazenave, médecin de l'hôpital de St-Louis, digne élève et successeur de M. Biett. Ce malade avait été guéri d'une syphilis constitutionnelle, consistant en taches rougeâtres, oblongues, squameuses très peu prurigineuses, et en plusieurs ulcérations aux jambes, où l'on voyait des cicatrices plissées.

Ces taches et ces ulcérations avaient paru trois ans après la disparition de deux chancres qu'il avait contractés à New-Yorck, où il fut soigné.

1er *Août*. Je prescrivis: Bains, boissons, et douches sulfureuses, deux étuves, etc.

20 *Août*. Il apparaît quelques boutons rougeâtres, qui disparurent bientôt après.

12 *Septembre*. M. R. quitta Luchon bien portant et suffisamment lessivé, il était radicalement guéri. Je n'ai plus eu de ses nouvelles,
j'en augure qu'il est très bien, sans cela il m'eût
écrit.

24me Observation.

**Affection syphilitique secondaire et tertiaire, guérie
par le traitement mercuriel et ioduré. — Epreuve
des eaux sulfureuses.**

En juillet 1850, M. X..., de Paris, âgé de
trente-neuf ans, tempérament nerveux-lymphatique, arriva à Luchon; il venait d'être guéri
d'une affection syphilitique secondaire et tertiaire par mon excellent ami et vieux camarade
des hôpitaux, le docteur Arnal (1).

Cette affection syphilitique avait consisté en
taches squameuses rougeâtres, situées au front,
au cuir chevelu, aux avant-bras et aux jambes.
En outre, exostose aux deux tibias et à la voûte
palatine. En passant le doigt dans cette dernière

(1) Médecin très distingué, attaché au service de santé de
la maison de l'Empereur.

cavité , on sentait encore une légère tuméfac-
tion ; de même , en promenant la main sur la
crête des tibias , on constatait de légères inégalités arrondies.

14 *Juillet*. Ce malade fut soumis à l'usage des
bains , douches et·boissons sulfureûses.

30 *Juillet*. M. X. se trouve très bien , point
de taches sur son corps , il a repris des forces
et de la vigueur ; du reste , il ne néglige pas de
faire des courses à cheval dans les montagnes.

10 *Août*. Il arrive dans mon cabinet, triste ,
désolé , moral abattu : il était atteint de plusieürs
chancres au prépuce, il avait eu des relations
avec une fille d'hôtel (*indè*).

Cessation de tout traitement sulfureûx , repos ,
demi-diète.

15 *Août*. Les chancres ont grandi , on les cau-
térise légèrement avec du nitrate acide de mercure affaibli , pansement mercuriel, pilules de
proto-iodure de mercure de cinq centigrammes,
deux et quatre par jour.

20 *Août*. L'irritation préputiale a diminué ,
l'aspect des chancres est bien , je fais reprendre
les bains sulfureux, Blanche, Reine et froide, 28°.

15 *Septembre*. Cicatrisation complète de tous
les chancres , santé bonne, moral relevé, départ.

Je conseille de prendre encore , par excès de

précaution, deux grammes de proto-iodure de
mercure en soixante pilules, deux par jour ; de
suspendre, si l'estomac et les intestins paraissaient fatigués. Je ne pouvais l'adresser à son
docteur, il m'avait recommandé de lui laisser
ignorer son malencontreux accident.

Les inégalités des tibias et la bosselure de la
voûte palatine persistaient : il n'était apparu
aucune tache.

J'ai vu à Paris, l'an dernier 1852, M. X...,
sa santé est très bonne, point de taches, il n'y
a que les inégalités des tibias qui persistent, le
gonflement de la voûte palatine est à peu près
effacé.

Je m'arrête à ces quatre observations, décrites
sommairement, d'individus guéris de maladies
syphilitiques, et qui, soumis à l'épreuve des
eaux thermales sulfureuses, n'ont vu rien apparaître sur leur peau ; dès-lors, on peut les considérer comme radicalement débarrassés du virus
syphilitique.

Je puis me dire riche en faits de ce genre, cela
se comprend, par le grand nombre de jeunes
gens et autres qui viennent tous les ans aux eaux
sulfureuses pour se *lessiver* : précaution fort sage,
pour soi d'abord, et surtout pour la progéniture,
si on est destiné à devenir père de famille.

10

§ X.

Pendant le cours d'un traitement sulfureux, on voit quelquefois un écoulement urétral survenir ; ordinairement il est léger, rarement intense et douloureux. Les jeunes-gens l'ont baptisé du nom de la cause qui l'a produit, ils l'appellent *chaude-pisse sulfureuse bénigne*. Cet écoulement disparaît peu de jours après, sans qu'il soit besoin de suspendre l'usage des eaux sulfureuses. Cependant, il peut arriver qu'on soit obligé d'interrompre le traitement sulfureux ; mais, c'est l'exception.

Il n'est pas d'exemple, du moins je n'en connais pas, d'un écoulement urétral provoqué par les eaux sulfureuses, qui ait duré longtemps, et où l'on ait été obligé de recourir à d'autre médication que celle de faire cesser la cause qui l'a produit.

Cet effet des eaux sulfureuses thermales de déterminer une légère irritation dans la membrane muqueuse urétrale, peut être utilisé avantageusement chez un individu atteint d'un écoulement chronique, qui a résisté aux injections végétales et minérales de toute sorte, et souvent *propter hoc*.

Dans ce cas, on provoque cette irritation urétrale en injectant de l'eau sulfureuse dans le canal de l'urètre, et en dirigeant des douches ascendantes faibles sur le périnée.

Peu de jours après, la surexcitation étant produite dans le canal de l'urètre, on voit apparaître un écoulement muqueux plus ou moins abondant, accompagné d'une légère cuisson lors du passage de l'urine.

Cela étant, il y a deux moyens thérapeutiques à employer : le premier, de laisser cette surexcitation s'éteindre d'elle-même sans discontinuer les eaux sulfureuses en bains et en boisson. Parfois, il advient que l'ancien écoulement disparaît. Le second moyen, celui que j'emploie le plus souvent, consiste, lorsque l'irritation a suffisamment diminué, de suspendre le traitement sulfureux et de prescrire une injection vineuse rendue légèrement astringente, en y fesant bouillir des roses de Provins.

Ordinairement, quatre ou cinq injections vineuses suffisent pour supprimer, et l'écoulement récent, et l'écoulement ancien. Bon nombre de fois, je puis le dire, j'ai fait disparaître, par ce moyen, des *gouttes militaires*, de vieille date.

L'essentiel, en pareille circonstance, est de s'assurer dans quel état se trouve la prostate. Si cette glande est engorgée, il faut agir avec prudence et éviter de l'irriter, d'y occasionner une inflammation. J'ai vu survenir une prostatite très aiguë chez un jeune homme qui avait abusé des douches ascendantes au périnée (1). L'inflammation de la prostate fut tellement vive, qu'il fallut saigner ce malade et appliquer, à deux reprises, vingt sangsues au périnée. Je craignis un instant qu'il ne s'y formât un abcès.

Ce jeune homme, par son imprudence, fut très souffrant et longtemps alité.

Je me borne à ces considérations ; il est inutile de décrire les faits à l'appui.

§. XI.

Dans les divers paragraphes de ce travail clinique, nous avons mentionné quelques-unes des propriétés des eaux thermales sulfureuses dans le traitement des accidents consécutifs de la syphilis ; entre autres, nous avons, tour à tour, fait ressortir la puissance adjuvante de ces eaux administrées seules, ou combinées avec les préparations mercurielles, surtout dans le cas de cachexie ou d'alliance de la syphilis avec une

---

(1) Il est vrai qu'il en avait pris quelques-unes à piston, ce qu'il faut éviter. Ces douches sont trop fortes, elles contusionnent ou peuvent contusionner la prostate.

constitution lymphatique scrofuleuse ; nous avons, en outre, cité des faits où leur concours a été puissant lorsque l'affection syphilitique, forme herpétique, est entée sur une autre dermatose; nous avons aussi parlé de la vertu dont jouissent ces eaux de pouvoir neutraliser l'action toxique des préparations mercurielles. Enfin, par la réaction qu'elles déterminent à la peau, nous avons prouvé qu'elles peuvent faire apparaître une syphilis latente et, au besoin, servir de pierre de touche, afin de constater si un syphilisé qui a suivi un traitement rationnel est parfaitement guéri, etc., etc.

Maintenant, nous allons tâcher, dans les limites du possible, d'expliquer leur action chimico-physiologique, soit lorsqu'elles sont administrées concurremment avec les préparations mercurielles, pour combattre les accidents consécutifs de la syphilis, ou bien lorsqu'elles sont employées seules pour neutraliser les désordres occasionnés par les préparations mercurielles.

Pour ce qui est de leur action physiologique envisagée en général, ce n'est pas le lieu ici de traiter cette question; ce que j'en ai dit dans les divers paragraphes de ce travail spécial est suffisant. Ce sujet trouvera sa place, avec des expériences nombreuses à l'appui, dans les prolégomènes d'un traité physiologique et clinique des eaux thermales sulfureuses, que je publierai, je l'espère, avant peu d'années ; en attendant, je vais tâcher de résoudre les questions suivantes :

1re *Question*. — Qu'arrive-t-il , lorsque les eaux thermales sulfureuses sont administrées avec les préparations mercurielles pour combattre une syphilis constitutionnelle ? Le fait clinique constaté est celui-ci : Les accidents syphilitiques disparaissent plus rapidement avec le concours des eaux sulfureuses que sans leur emploi ; en second lieu , l'action thérapeutique du proto-iodure de mercure ou de toute autre préparation mercurielle, se trouve activée ; enfin , par l'action des eaux thermales sulfureuses , l'intoxication mercurielle est empêchée, ou , si elle existe , elle est facilement détruite.

2e *Question*. Comment expliquer ces résultats thérapeutiques constants et positifs ? La généralité des médecins hydrologues , plus ou moins chimistes, pensent que cela provient de ce que le mercure ne peut séjourner aussi longtemps dans la trame des organes ; que l'action des eaux thermales sulfureuses , en imprimant une grande activité aux appareils sécréteurs éliminatoires , doit l'entraîner au-dehors plus rapidement ; dèslors, l'intoxication mercurielle ne peut avoir

lieu ; la même hypothèse d'élimination du mercure par les eaux sulfureuses, sert pour expliquer la guérison assez prompte de l'intoxication
mercurielle.

D'autres médecins ont cru que les préparations
sulfureuses agissaient chimiquement, en neutralisant les sels mercuriels ; qu'il se formait un sel
insoluble, sulfure de mercure.

Dans son *Traité sur l'art de formuler* (1) , M.
Mialhe avait signalé ce fait chimique, 1º que l'acide
sulfhydrique et les sulfures alcalins peuvent
servir à indiquer les plus faibles proportions d'un
sel de mercure ; mais que, par l'addition d'un
excès, le bisulfure de mercure étant soluble dans
un excès d'acide sulfhydrique, et mieux encore
dans un excès de sulfure alcalin , le sulfure mer-
curique est donc susceptible de se combiner avec
les sulfo-bases, contrairement à l'opinion reçue.

2º L'acide sulfhydrique et les sulfures alcalins
se comportent d'une manière différente avec les
proto et avec les deuto sels de mercure. Avec les
sels mercuriques, ces réactifs donnent un précipité noir, qu'un excès de liqueur sulfureuse
redissout complétement ; tandis qu'avec les sels
mercureux, la dissolution n'est que partielle par

(1) Art. Recherches chimiques sur les mercuriaux, p. 3.

un excès de réactif ; il reste du mercure métal-
lique très divisé.

Profitant de ces données chimiques, M. Astrié,
interne des hôpitaux de Paris, a publié récemment un très beau travail (1) sur les eaux sulfureuses. Ce jeune confrère a fait des expériences très
intéressantes, d'où il résulte que, si l'on verse
dans l'albumine une solution de sublimé jusqu'à
formation d'un précipité épais, et que l'on y
ajoute quelques gouttes de sulfite ou d'hyposulfite de soude, le précipité est redissous, la liqueur
devient transparente. Même effet avec les sulfures eux-mêmes de sodium et de calcium, mais
la liqueur brunit. Si l'on verse quelques gouttes
de sublimé dans le sèrum du sang, contenant
aussi un peu de partie cruorique, il se formera
un précipité blanc, et le sèrum coloré prend
une teinte plus rouge.

En ajoutant de l'hyposulfite de soude, la liqueur reprend sa transparence et se colore en
rouge un peu rosé ; de même pour le sulfite.

D'après ces expériences très exactes (2), M.
Astrié, s'appuyant de ce que le bisulfure de
mercure est un composé mercuriel le moins
actif ; que l'élimination des sels mercuriels par

(1) Thèse pour le doctorat, août 1852.
(2) J'ai vérifié ces expériences avec M. Filhol,

les excrétions est lente et incomplète, d'où l'accumulation de dose et l'action toxique qui en résulte fort souvent ; de plus, la présence du mercure retrouvé dans les organes très longtemps
après un traitement mercuriel prolongé, et enfin
par l'efficacité du traitement mercuriel associé
aux eaux sulfureuses ; M. Astrié, dis-je, en tire
les conclusions suivantes :

1o C'est une erreur de croire que les préparations sulfureuses agissent en neutralisant par
transformation d'un sulfure insoluble l'excès des
sels mercuriels.

2o Lorsqu'à la suite de l'emploi prolongé des
mercuriaux, il survient des accidents de saturation et de cachexie mercurielles, les eaux
sulfurées, par les sulfures et surtout par les
sulfites et les hyposulfites qu'elles introduisent
dans le sang et dans les trames organiques, rendent solubles les composés albumino-hidrargiri-
ques qui fixent les sels de mercure dans les tissus
et facilitent leur élimination sous forme de composés solubles que la suractivité imprimée aux
excrétions cutanées, urinaires et muqueuses, ne
laisse plus séjourner longtemps dans l'économie.

3o L'expulsion graduelle et dans des con-
ditions très favorables des composés mercuriels, dont la présence prolongée dans l'économie

troublait les fonctions générales, rend compte de l'efficacité des eaux sulfureuses , pour prévenir les accidents d'accumulation toxique et pour guérir la cachexie mercurielle.

Cette manière d'expliquer chimico-physiologiquement l'action des eaux sulfureuses , combinées avec les préparations mercurielles , me paraît très probable. Cependant , il est possible qu'un jour , plus ou moins prochain , une autre explication devienne rationnelle. La chimie organique, on le sait , est loin d'avoir dit son dernier mot ; loin de là , cette science , née d'hier , est malheureusement encore dans l'enfance ; toutefois , il est rassurant de dire que tous les jours cette science fait de nouvelles découvertes , ce qui grossit la liste déjà considérable et très importante de celles qu'elle a faites. Aussi , de nos jours , Joukert , disciple de Stahl , ne pourrait pas avancer cette assertion qui paraissait fondée de son temps : *Chimiœ usus in medicina fere nullus.*

Aujourd'hui , au contraire , il faut le reconnaître , la chimie a rendu et rend d'immenses services aux sciences médicales , et ceux qu'elle est appelée à rendre son inappréciables. On ne peut, en effet, prévoir la lumière vive que cette science apportera, d'ici à cinquante ans, dans la connaissance des lois de la vie ; bien que , suivant

M. Liebitz , l'économie animale ne puisse être
considérée comme un laboratoire de chimie.

Quoi qu'il en soit de ces théories pour expliquer l'action des eaux sulfureuses seules ou combinées avec les préparations mercurielles , toujours est-il que le fait important pour le malade et satisfaisant pour le médecin , c'est que ,
dans les accidents consécutifs de la syphilis , on
obtient , avec le concours des eaux sulfureuses
seules ou combinées avec les préparations mercurielles , des résultats infiniment supérieurs à
ceux des autres moyens thérapeutiques.

M. Viguerie , de Toulouse, ce praticien hors
ligne , qui compte plus d'un demi-siècle d'expérience pratique, et qui a été à même , grand
nombre de fois , de vérifier l'action des eaux
thermales sulfureuses , a reconnu , depuis très
longtemps, la puissance adjuvante de ces eaux
dans le traitement des syphilis constitutionnelles.

M. Naudin , praticien très distingué , professeur à l'Ecole de Médecine, possède plusieurs
faits recueillis dans sa nombreuse clientelle, où,
par l'action des eaux sulfureuses d'Ax , de Barèges ou de Bagnères-de-Luchon , il a obtenu
des guérisons de maladies syphilitiques anciennes
qui avaient résisté aux moyens ordinaires.

L'éloquent et habile professeur M.'Ducasse ,

ancien directeur de l'Ecole , a des faits nombreux analogues.

Je pourrais en dire autant de M. le professeur Rolland, chirurgien de l'Hôtel-Dieu de Toulouse, service des syphilitiques.

C'est aussi la manière de voir de M. Dieulafoy, professeur de clinique chirurgicale ; en un mot, tous les praticiens , qui ont été à même de vérifier et d'observer les effets des eaux thermales sulfureuses, sont unanimes sur l'action de ces eaux pour aider puissamment à combattre les accidents syphilitiques secondaires ou tertiaires.

De mon côté , je crois, ou du moins j'espère avoir démontré , dans ce travail spécial, cette vérité clinique déjà ancienne , que les eaux thermales sulfureuses sont un très puissant adjuvant pour combattre les accidents consécutifs de la syphilis , n'importe sous quelle forme ils se présentent.

ERRATA.

Page 32, note. *Au lieu de* : Dernière session , *lisez* : saison.

Page 65, 9me ligne. *Au lieu de* : Complication sulfureuse, *lisez* : scrofuleuse.

Page 93, 5me ligne. *Au lieu de* : Examinées , *lisez* : examinés.

Page 101 , 27me ligne. *Au lieu de* : Il a pris , *lisez* : il prit.

Page 117 , 12me ligne. *Au lieu de* : Observations , *lisez* : observation.

Page 126 , 12me ligne. *Au lieu de* : On y apercevait , *lisez* : on y aperçoit.

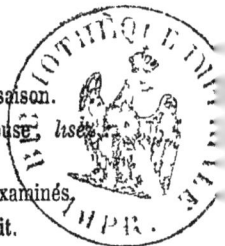

TABLE DES MATIÈRES.

§ VIII.

§ IX.

§ X.

§ XI.

FIN DE LA TABLE DES MATIÈRES.

Toulouse, Impr Gibrac OUVRIERS REUNIS, r. St-Pantaléon, 3

LÉGENDE EXPLICATIVE

DU PLAN GÉNÉRAL DU NOUVEL ÉTABLISSEMENT THERMAL
DE BAGNÈRES-DE-LUCHON

A. Portique extérieur.
B. Entrée des Thermes.
C. Salle des Pas-Perdus.
D. Bureau de l'administration.
E. Bureau des fermiers.
F. Salle de repos et de service des employés de l'établissement.
G. — *idem.*
H. Chauffoir des linges.
I. Galeries des bains et des piscines.
J. Passage et galeries des conduites des eaux pour l'alimentation des bains, etc.

L. n° 1. ⎫ Salles de bains où les eaux de Ferras,
L. n° 2. ⎬   d'Etigny, du Pré, de Bordeu et du
        ⎭   Bosquet sont employées.

L. n° 3. ⎫ Salles de bains où les eaux de la Reine,
L. n° 4. ⎬   la Grotte inférieure, la Blanche et
L. n° 5. ⎭   Azémar sont employées.

L. n° 6. ⎫ Salles de bains où les eaux de Richard
L. n° 7. ⎭   sont employées.

L. n° 8. Grande salle de natation.
M. Salle Richard pour les dames.
N. Piscine des dames, précédée d'une salle pour vestiaire.
O. Piscine des hommes   *id.*
P. Bains et douches des indigents.
Q. Piscine des indigents avec vestiaire.
R. Galeries des douches et des bains.

S. Grand escalier conduisant aux buvettes.

T. Réservoir des eaux sulfureuses.

U. Promenoir des buvettes.

V. Etuves souterraines.

X. Galeries souterraines faisant *tepidarium.*

Y. Vestiaire faisant salle d'attente. (*Tepidarium.*)

Z. Salle avec lits de repos pour les étuves souterraines.

W. Lieux.

a. Petits vestibules.

b. Escalier conduisant aux salles d'inhalation , la lingerie, etc., situés à l'étage supérieur.

c. Petite douche locale.

d. Douches ascendantes.

e. Vestiaires.

f. Douches.

g. Grandes douches, douches écossaises, etc.

h. Bains avec douches précédés de vestiaires.

i. Générateur de vapeur.

l. Bains variés de vapeur, massages, cabinets de repos.

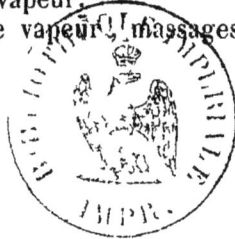

Toulouse, Impr Gibrac Ouvriers Réunis, r St-Pantaléon, 3

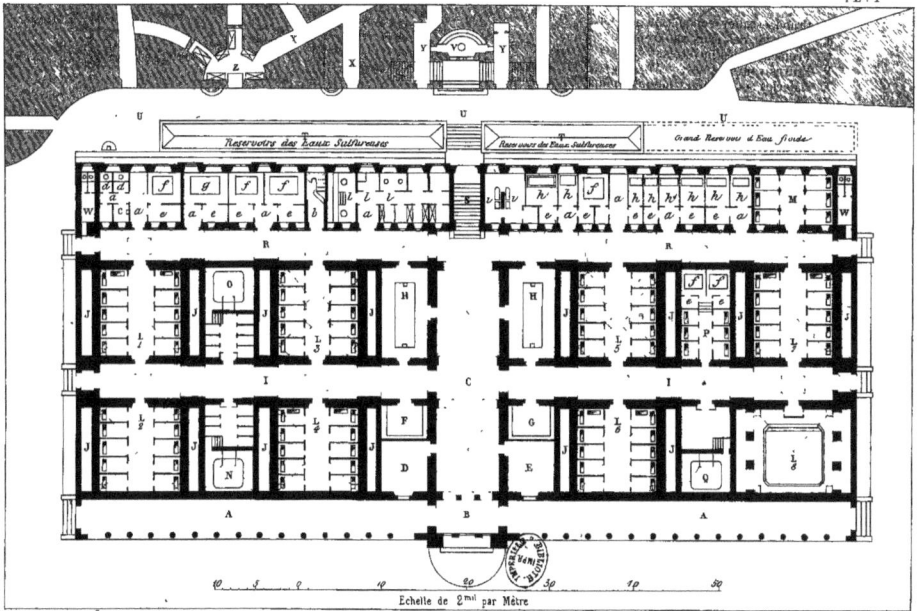

Reservoirs des Eaux Sulfureuses

Reservoirs des Eaux Sulfureuses

Grand Reservoir d'Eau froide

Echelle de 2ᵐᵉˡ par Mètre

Edmond Chambert, architecte

Lith. Delon à Toulouse

PLAN GÉNÉRAL DES THERMES DE LUCHON

FAÇADE DE L'ENTRÉE DES THERMES

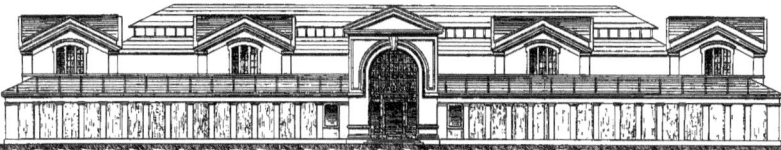

COUPE TRANSVERSALLE

suivant une ligne passant dans les Salles L.P N, L.S, H C.B, L.S, P, L.T

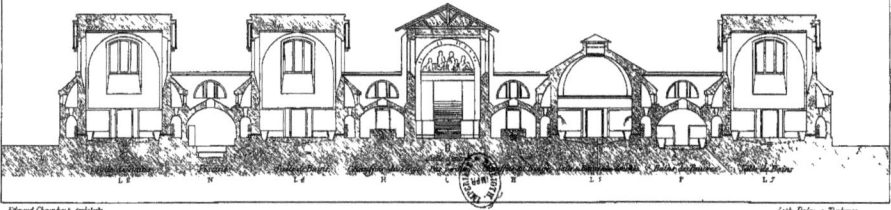

E'Honoré Chambert architecte.

Lith. Delor a Thoulouse.

www.ingramcontent.com/pod-product-compliance
Lightning Source LLC
Chambersburg PA
CBHW072343200326
41519CB00015B/3645